LA
STOMATOLOGIE
EN CLIENTÈLE

COMMENT GUÉRIR?
BIBLIOTHÈQUE DES PRATICIENS
Publiée sous la direction du Dr Ch. FIESSINGER

COMMENT GUÉRIR?

BIBLIOTHÈQUE DES PRATICIENS

Publiée sous la direction du Dʳ Ch. FIESSINGER

LA
STOMATOLOGIE
EN CLIENTÈLE

PAR

F. NIDERGANG

ANCIEN INTERNE DE L'HÔPITAL SAINT-JOSEPH DE PARIS

97 FIGURES

A. MALOINE ET FILS, EDITEURS

27, RUE DE L'ÉCOLE-DE-MÉDECINE, 27

PARIS 1924

DU MÊME AUTEUR

L'Infection focale dentaire en médecine générale, *Presse Médicale*, n° 86 du 28 octobre 1922.

Le Respirateur Buccal enfant et adolescent en médecine générale, *L'Hôpital*, n° 87 de janvier 1923.

L'Infection focale dentaire en pratique médicale, *L'Hôpital*, n° 107 de novembre 1923.

Les Odeurs d'origine Naso-buccale en pratique médicale (*A paraître*).

STOMATOLOGIE EN CLIENTÈLE

INTRODUCTION

Nous ne saurions mieux faire au début de ce livre écrit uniquement pour les Médecins Praticiens que de leur rappeler l'influence du milieu buccal en médecine générale. Sans insister particulièrement sur les microbes nombreux qui vivent en saprophytes dans une bouche mal entretenue ; sans rappeler longuement que nombre de gastrites mécaniques ou septiques, d'affections pharyngo-pulmonaires, etc..., sont dues au mauvais état de la bouche et des dents, car tout cela fait partie de la pathologie générale, nous nous permettrons de traiter superficiellement une question peu connue : l'infection focale dentaire.

On désigne sous ce nom des foyers d'infections siégeant au niveau de la racine des dents, foyers d'ap-

parence bénigne et ne donnant lieu la plupart du temps
à aucun signe clinique local, mais, par contre, à des
phénomènes généraux dont le praticien cherche l'explication. L'existence de foyers semblables au niveau
des amygdales, du rhinopharynx, du tube digestif, etc.,
est très bien connue ainsi que les réactions cliniques
générales et à distance qui leur succèdent; par contre
l'infection focale dentaire est d'acquisition plus récente,
acquisition due en majeure partie à des travaux américains. Ces auteurs croient trouver dans cette infection la pathogénie de nombreuses affections (rhumatisme, appendicite, coliques néphrétiques, etc.) et cette
nomenclature d'affections aussi disparates permet à
elle seule de rester un peu sceptique jusqu'à plus
ample informé. Il n'en est pas moins vrai que l'on
trouve fréquemment au niveau des apex de dents infectées ou dévitalisées des lésions allant du granulome
simple au kyste radiculaire. Les cultures bactériologiques de ces lésions ont permis de constater l'existence de nombreux microbes banaux avec grande
fréquence du streptocoque. Une chose est intéressante
pour le médecin praticien : Cette infection focale dentaire peut siéger au niveau de toute dent infectée profondément (lésions de la pulpe) et, ce qui est plus grave,
au niveau de toute dent dévitalisée même aseptique-
ment. Sans aller aussi loin que les auteurs précités qui
en arrivent à extraire toute dent morte pour éviter

qu'elle puisse être cause d'une affection organique à distance, nous devons connaître l'infection focale dentaire afin d'y penser en présence d'un cas clinique complexe et la rechercher en faisant radiographier les dents douteuses, dépistant ainsi les lésions apicales. Le traitement en ce cas est simple, disent les Américains : « Extraire toute dent atteinte ». Nous ne sommes pas de cet avis, car à côté de l'infection apicale proprement dite, il existe des raréfactions osseuses péri-apicales qui sont aseptiques ; elles ne nécessitent aucun traitement. En outre les infections apicales peuvent dans la plupart des cas être traitées d'une façon moins radicale c'est-à-dire par la méthode conservatrice (Méthode dénommée par le Dr P. Robin, fixatrice sclérogène). Le rôle du médecin doit être non seulement curatif mais surtout préventif et son devoir est d'insister auprès des malades afin qu'ils fassent traiter leurs dents avant l'apparition d'une lésion profonde. Lorsque le praticien saura soigner lui-même ses malades atteints d'affections dentaires un grand pas sera fait dans cette voie, c'est pourquoi nous avons composé ce livre qui a comme unique but : Résumer les connaissances indispensables permettant au médecin la pratique stomatologique. Nous serons souvent très concis, n'exposant que ce qui peut servir à l'exercice courant et ne décrivant que la méthode qui nous semble la plus simple parmi toutes celles existantes. Nous espérons atteindre ce but pratique (1).

(1) Nous ne traiterons pas les affections buccales ni celles des maxillaires; ce livre s'adressant à des médecins, ce long chapitre serait forcément plus résumé que dans un traité de pathologie auquel nous renvoyons le lecteur.

Nous adressons nos remerciements à la maison Ash. Caplain Saint-André, 12, rue de Hanovre, pour les nombreux clichés qu'elle a gracieusement mis à notre disposition.

PREMIÈRE PARTIE

PARTIE CLINIQUE

CONSIDÉRATIONS GÉNÉRALES

Anatomie des Dents.

Les dents sont implantées dans les maxillaires au niveau de loges dénommées *cavités alvéolaires*. Elles sont fixées à ces loges par un *ligament alvéolo-dentaire* à attaches cémento-osseuse.

MORPHOLOGIE DENTAIRE

Ce qu'il faut savoir d'une dent extraite de son alvéole :

Elle comprend :

1º LA RACINE : unique ou multiple suivant le type examiné ;

2º LE COLLET : ligne de démarcation entre la racine recouverte de cément et la couronne recouverte d'émail ;

3º LA COURONNE : de forme variable mais sur laquelle on peut décrire :

a) *Une face triturante*, d'importance et d'aspects divers, tantôt tranchante, tantôt pointue, tantôt plate et dans ce cas présentant des mamelons appelés *cuspides* séparés par des *sillons intercuspidiens* ;

b) Une face mésiale : face la plus rapprochée de la ligne médiane passant entre les incisives centrales ;

c) Une face distale : la plus éloignée de la ligne médiane ;

d) Une face vestibulaire : qui est dénommée jugale ou labiale suivant la dent envisagée ;

e) Une face linguale ou palatine suivant qu'il s'agit du maxillaire supérieur ou inférieur.

Coupons une dent dans le sens sagittal : A l'intérieur une cavité : *la chambre pulpaire* qui se prolonge par le ou les canaux radiculaires terminés par le foramen apical livrant passage aux vaisseaux et nerfs dentaires.

DIVISION DES DENTS

Les dents peuvent être divisées :

1º SUIVANT LEUR FORME EXTÉRIEURE : en incisives (cunéiformes) canines (forme conoïde) toutes uniradiculaires. Prémolaires et molaires (forme cuboïde) bi ou multicuspidées, uni ou pluriradiculaires ;

2º SUIVANT LEUR SITUATION ORGANIQUE : en dents de bouche (incisives et canines) et dents du fond (prémolaires et molaires) ;

3° Suivant leur date d'apparition : en dents temporaires et permanentes.

Dents temporaires : Ce qu'il faut savoir :

Leur nombre : 20 (10 pour chaque maxillaire).

La formule dentaire des enfants (chiffres représentant la moitié droite ou gauche du maxillaire supérieur et inférieur).

$$\frac{2 \quad 1 \quad 2}{2 \quad 1 \quad 2} = \frac{1/2 \text{ haut}}{1/2 \text{ bas}} \quad \frac{2 \text{ inc.}}{2 \text{ inc.}} \quad \frac{1 \text{ can.}}{1 \text{ can.}} \quad \frac{2 \text{ mol.}}{2 \text{ mol.}}$$

Leur date d'apparition (formule de Trillat et Pont).

Incisives centr. inférieures.	. . . .	8 mois
— — supérieures.	. . . .	10 —
Incisives latér. inférieures.	. . . .	12 —
— — supérieures.	. . . .	14 —
Molaires ant. inférieures.	. . . .	16 —
— — supérieures	. . . .	18 —
Canines inférieures.	. . . .	20 —
— supérieures	. . . .	22 —
Molaires post. inférieures.	. . . .	24 —
— — supérieures	. . . .	26 (1)

Dents permanentes : Ce qu'il faut savoir :

Leur nombre : Au maximum 32 (de 28 à 32).

La formule dentaire des adultes :

$$\frac{3 \quad 2 \quad 1 \quad 2}{3 \quad 2 \quad 1 \quad 2} = \frac{3 \text{ gros. mol.}}{3 \text{ gros. mol.}} \quad \frac{2 \text{ prémol.}}{2 \text{ prémol.}} \quad \frac{1 \text{ canine}}{1 \text{ canine}} \quad \frac{2 \text{ incis.}}{2 \text{ incis.}}$$

(1) D'après Sitre l'éruption des dents aurait lieu de la façon suivante : Inc. Cent. Inf. — Inc. Cent. Sup. — Inc. Latér. Sup. — Inc. Lat. Inf.

Leur date d'apparition : (formule de Pont) (1).

Premières molaires. . . . . 6 ans
Incisives centrales. . . . . 7 —
    —   latérales. . . . . 8 —
Premières prémolaires . . . . 9 —
Deuxèimes prémolaires. . . . . 10 —
Canines . . . . 11 —
Deuxièmes molaires . . . . 12 —
Troisièmes molaires. . . . . Variable
(Dents de sagesse).

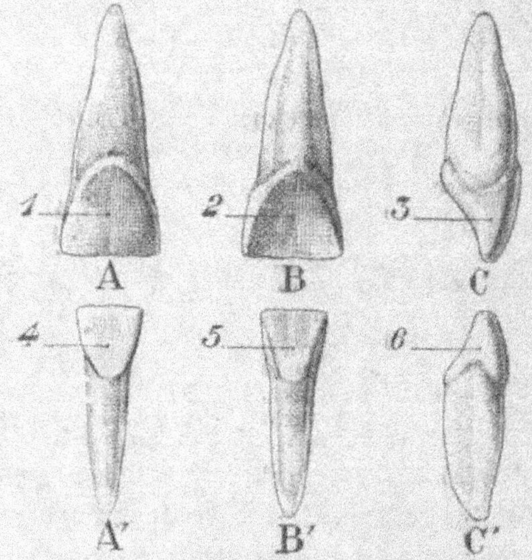

Fig. 1. — En haut une Incisive Centrale Supérieure.
En bas une Incisive Centrale Inférieure.
En A et A' vue par la face vestibulaire.
En B et B' vue par la face intrabuccale.
En C et C' vue par une face proximale.

(1) D'après Siffre les dents permanentes de remplacement apparaissent dans l'ordre suivant : Inc. Cent. Inf. — Inc. Lat. Inf. — Inc. Centr. Sup. — Inc. Lat. Sup.

CARACTÈRES PARTICULIERS

INCISIVES. — 8 : 4 supérieures, 4 inférieures (2 centrales, 2 latérales) (fig. 1).

Caractéristiques. — Couronne à bord tranchant. Racine unique en forme de cône.

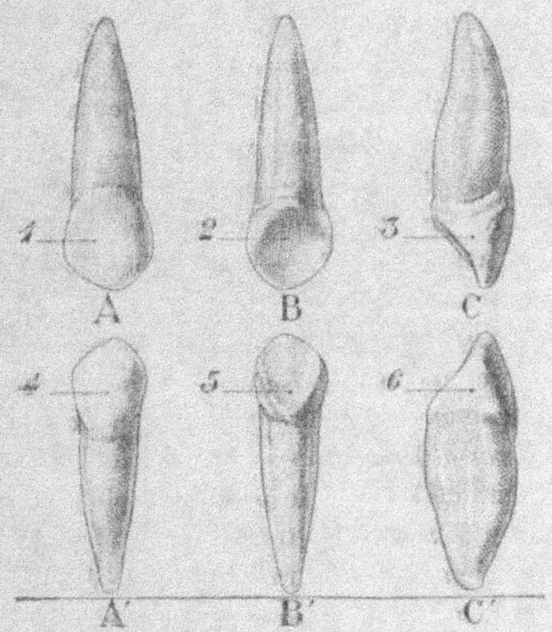

Fig. 2. — En haut une Canine Supérieure.
En bas une Canine Inférieure.
En A et A' vue par la face vestibulaire.
En B et B' vue par la face intrabuccale.
En C et C' vue par une face proximale.

Caractères différentiels. — Les incisives supérieures sont grosses, à racines arrondies ; les inférieures plus petites à racines un peu aplaties dans le sens mésio-distal. Les incisives latérales supérieures sont plus petites que les centrales, c'est l'inverse pour les inférieures. Toutes les incisives présentent un angle trituro-distal arrondi alors que l'angle trituro-mésial est à angle droit.

CANINES (fig. 2). — 4 : 2 supérieures, 2 inférieures.

Caractéristiques. — Couronne conoïde avec cuspide angulaire. Racine unique et volumineuse (bosse canine) avec deux sillons latéraux.

Caractères différentiels. — Les canines supérieures sont plus volumineuses que les inférieures.

PRÉMOLAIRES (fig. 3). — 8 : 4 supérieures, 4 inférieures.

Caractéristiques. — Couronne : bicuspide (un cuspide vestibulaire, un cuspide lingual). Racine : unique ou double. Canaux radiculaires uniques ou doubles.

Caractères différentiels. — La première prémolaire se distingue de la seconde par un cuspide lingual ou palatin peu développé. A noter que très fréquemment la première prémolaire supérieure possède deux canaux, les autres n'en ont le plus souvent qu'un seul.

MOLAIRES (fig. 4). — 12 : 6 supérieures, 6 inférieures.

Caractéristiques. — Couronne : multicuspidée diminuant de volume de la première à la troisième molaire. Racines multiples allant de 2 à 4 sauf pour la dent

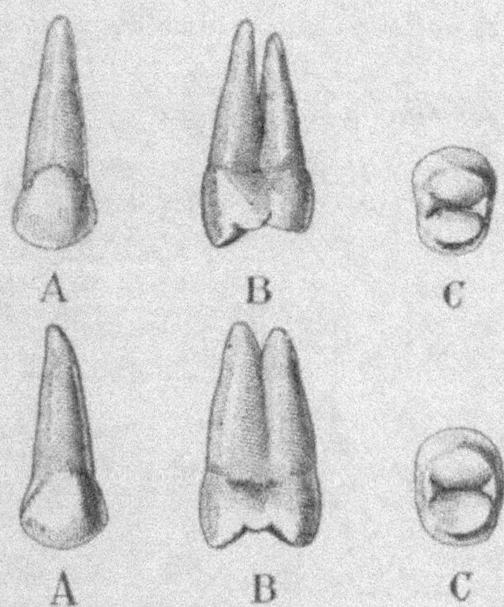

Fig. 3. — En haut une première prémolaire supérieure (remarque le cuspide lingual peu développé). En bas une seconde prémolaire supérieure.

En A vue par la face vestibulaire.
En B vue par la face proximale.
En C vue par la face triturante.

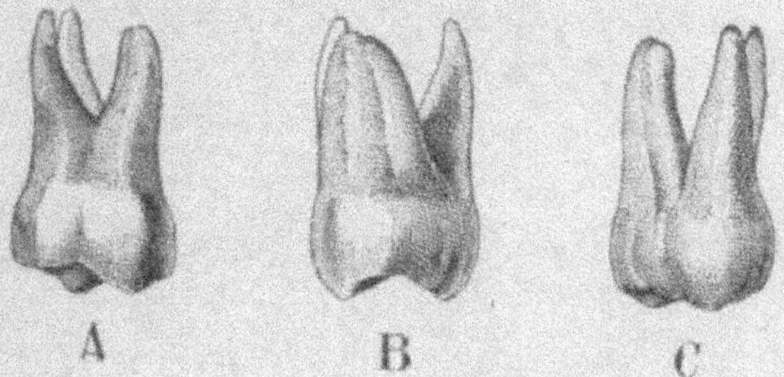

Fig. 4. — Une grosse molaire vue par ses diverses faces.

de sagesse inférieure qui a souvent une racine unique. Canaux radiculaires en nombre variable.

Caractères différentiels. — Les molaires supérieures ont trois racines, deux jugales et une palatine.

Les molaires inférieures ont deux racines, l'une mésiale et l'autre distale.

Nous noterons de suite que les canaux radiculaires peuvent être plus nombreux que les racines ; question de grande importance pour leur traitement qui demande une recherche méticuleuse.

RAPPORTS DES DENTS

1º ENTRE ELLES (fig. 5). — Les dents sont séparées l'une de l'autre par un espace interdentaire existant

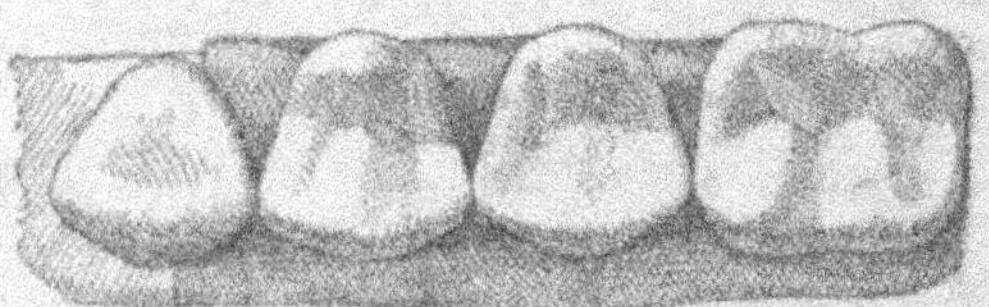

Fig. 5. — Dents vues par la face triturante.
(On voit l'espace interdentaire et le point de contact).

uniquement au niveau du collet et du bord triturant alors que sur le tiers environ de la hauteur de la couronne les dents de voisinage sont en contact parfait. Ce *point de contact* a une grande importance car il protège le bourrelet gingival interdentaire contre les

lésions primitivement mécaniques puis infectieuses,
d'origine alimentaire. Sa reconstitution est indispensable lorsqu'il est procédé à une obturation ou à une
prothèse fixe ;

2° AVEC LEURS ANTAGONISTES (fig. 6). — Normalement les dents du maxillaire supérieur débordent en

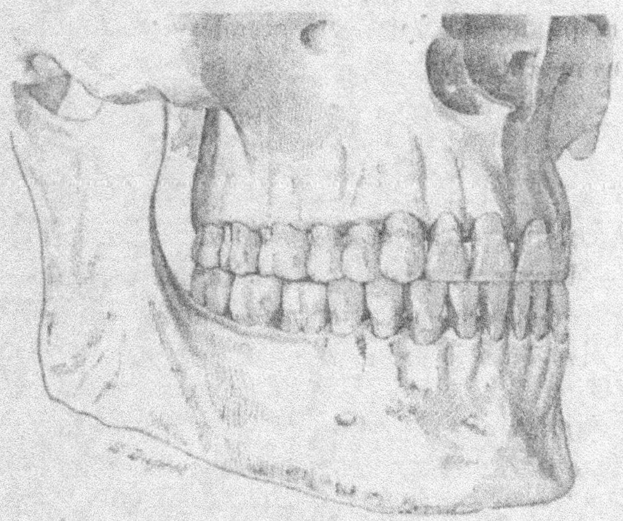

Fig. 6. — Rapports des dents du Maxillaire Supérieur
avec celles du Maxillaire Inférieur.

dehors celles du maxillaire inférieur de telle sorte que
les incisives et canines supérieures recouvrent en partie
les inférieures et que les cuspides vestibulaires des
prémolaires et molaires inférieures pénètrent dans les
sillons intercuspidiens des antagonistes supérieurs.

En outre les dents du maxillaire inférieur correspondent à deux dents du maxillaire supérieur (la similaire et celle en avant d'elle) exception faite pour l'incisive centrale inférieure ;

3° AVEC LES ORGANES DE VOISINAGE. — Le seul rapport important à signaler par suite des complications qu'il peut engendrer est celui des racines des deux prémolaires et de la première molaire avec le sinus maxillaire.

VAISSEAUX ET NERFS

ARTÈRES. — Les artères sont des branches de la carotide externe qu'il s'agisse de la dentaire inférieure ou des dentaires postérieures et antérieures branches de l'alvéolaire et de la sous-orbitaire.

LYMPHATIQUES. — Les lymphatiques des dents vont se jeter dans les ganglions sous-maxillaires, sous-angulaires et sous-mentaux. Il faut signaler les ganglions géniens (buccinatogéniens et sus-maxillaires) relais fréquemment touchés dans les infections dentaires et qui sont souvent causes d'erreurs de diagnostic (adénites géniennes aiguës ou chroniques).

NERFS. — Les nerfs dentaires ont comme origine le trijumeau : le nerf maxillaire supérieur innervant les dents supérieures, l'inférieur celles du bas. Un rapport important à noter est le point de pénétration du nerf maxillaire inférieur dans la mandibule. Cette pénétration se fait au niveau de l'épine de Spix repère pour l'anesthésie tronculaire.

HISTOLOGIE DENTAIRE (fig. 7)

Une dent présente à étudier au niveau de sa portion extra-alvéolaire la pulpe, l'ivoire et l'émail ; au niveau de sa portion alvéolaire le cément et le ligament ou périoste alvéolo-dentaire.

1° LA PULPE. — Organe vivant de la dent on y trouve : au centre, des cellules étoilées et à prolongements ramifiés, à la périphérie, les *odontoblastes* qui possèdent de nombreux rameaux. De ces rameaux les uns s'anastomosent avec ceux du voisinage, les autres partant de l'extrémité périphérique des odontoblastes vont former le flexus hématoxylinophile, origine des fibres de Tomes qui se rendent dans l'ivoire ;

2° L'IVOIRE (ou dentine).— L'ivoire est formé d'une substance fondamentale (72% de matières minérales) creusée de canalicules dentinaires contenant les fibres de Tomes (raisons de la sensibilité de l'ivoire) ;

3° L'ÉMAIL. — L'émail est un tissu dur (95 % de matières organiques) d'aspect brillant et composé de prismes à cinq ou six pans réunis entre eux par une sorte de ciment intercalaire ;

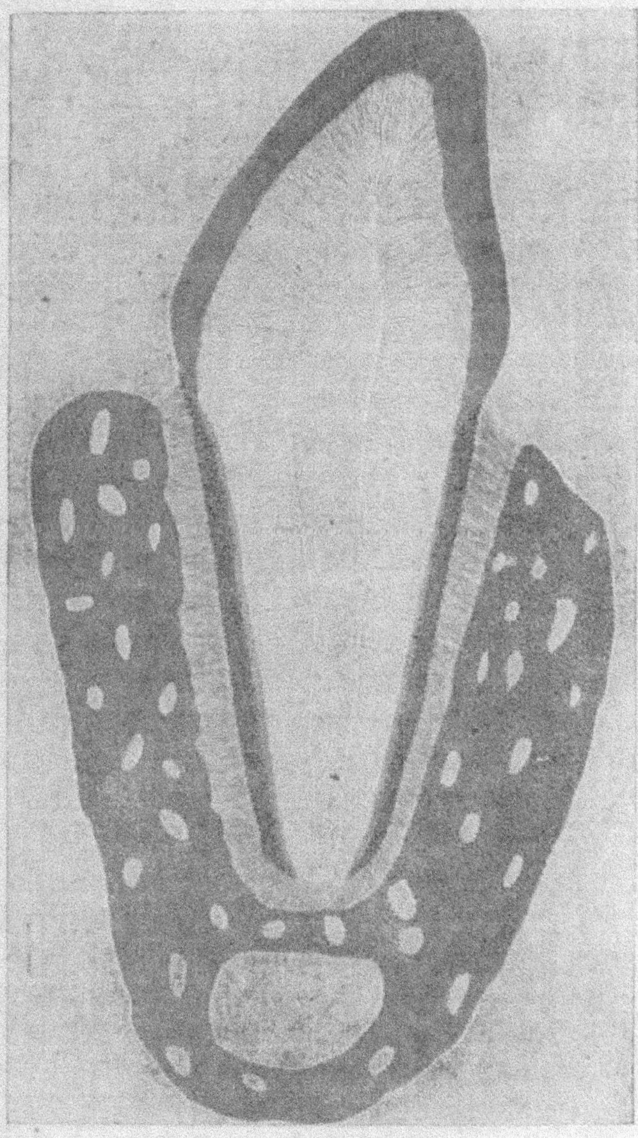

Fig. 7. — Coupe d'une dent contenue dans son alvéole
(d'après Retterer et Lelièvre).

4° LE CÉMENT. — Le cément est composé d'une substance fondamentale contenant des cellules spéciales (cémentoblastes) envoyant des prolongements dans l'ivoire et dans le ligament alvéolo-dentaire. Ces prolongements doivent constituer la voie nutritive de suppléance en cas de destruction pulpaire ;

5° LE LIGAMENT ALVÉOLO-DENTAIRE. — Il est composé de tissu conjonctif avec faisceaux à direction horizontale et il y a lieu d'y noter une grande abondance de cellules et de vaisseaux sanguins.

Afin d'éviter des répétitions il ne sera décrit dans ce chapitre que les instruments indispensables à la technique opératoire ; en réalité il s'agira plutôt d'une petite notice explicative accompagnée d'une série de figures permettant de reconnaître les instruments. Les instruments d'extraction et de prothèse seront décrits avec ces chapitres.

MIROIR (fig. 8). — Le miroir dentaire de modèle courant est en général démontable et composé d'un manche universel interchangeable dit « con socket » et du miroir monté sur une tige filetée. Il est analogue au modèle employé en oto-rhino-laryngologie ; les numéros les plus courants sont le 4 et le 5. Il existe en glace plane ou concave. La glace plane est la plus utile mais il est indispensable d'en posséder une concave afin d'agrandir l'image reflétée lors des recherches délicates de canaux.

SONDES (fig. 9). — Avec le miroir les sondes constituent les premiers instruments nécessaires pour tout examen. Deux modèles : celle à angle obtus pour la

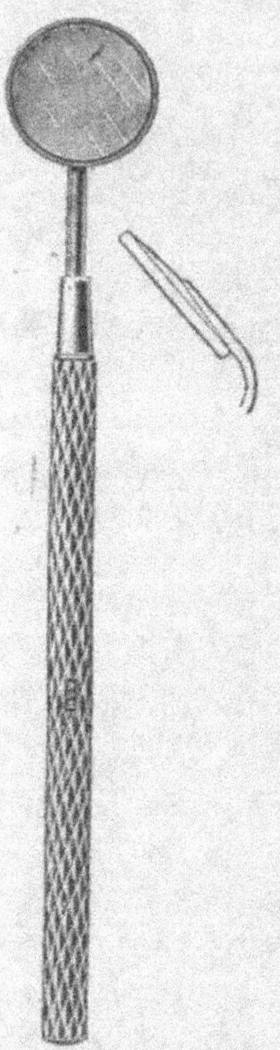

Fig. 8. — Miroir plan avec glace démontable.

recherche des caries au niveau des faces accessibles, celle à double angle pour les faces interdentaires.

TOUR DENTAIRE (fig. 10). — Deux types : le tour électrique et le tour à pédale, ce dernier constituant l'instrument le plus utile aux praticiens et d'usage le plus courant, c'est celui qui sera décrit. Comme prin-

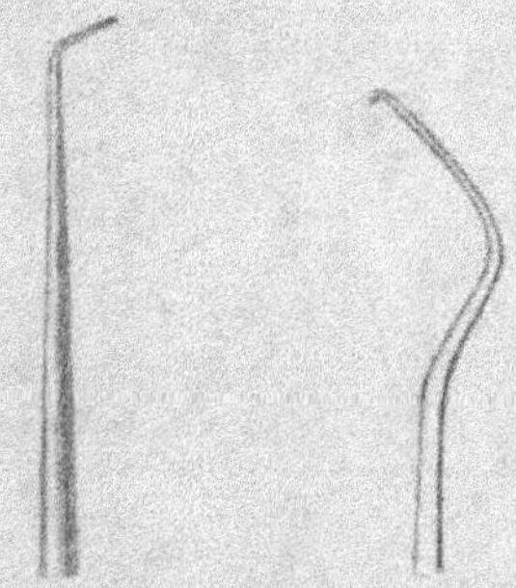

Fig. 9. — Les deux modèles de sondes (à gauche la sonde à angle obtus, à droite la sonde à double coudure).

cipe une roue tournant au moyen d'une pédale et actionnant par l'intermédiaire d'une corde une petite poulie placée au-dessus. De cette poulie de renvoi part soit un flexible (bras de tour), soit une corde qui se rendent à la pièce terminale sur laquelle est montée tantôt la pièce à main pour les fraisages directs, tantôt l'angle droit (ou coudé) pour les cavités peu accessibles. La pièce à main peut être fixée à demeure sur le bras du tour l'angle droit s'y attachant au besoin ; mais il existe un système beaucoup plus pratique (attache mobile ou slip-joint) qui permet de placer

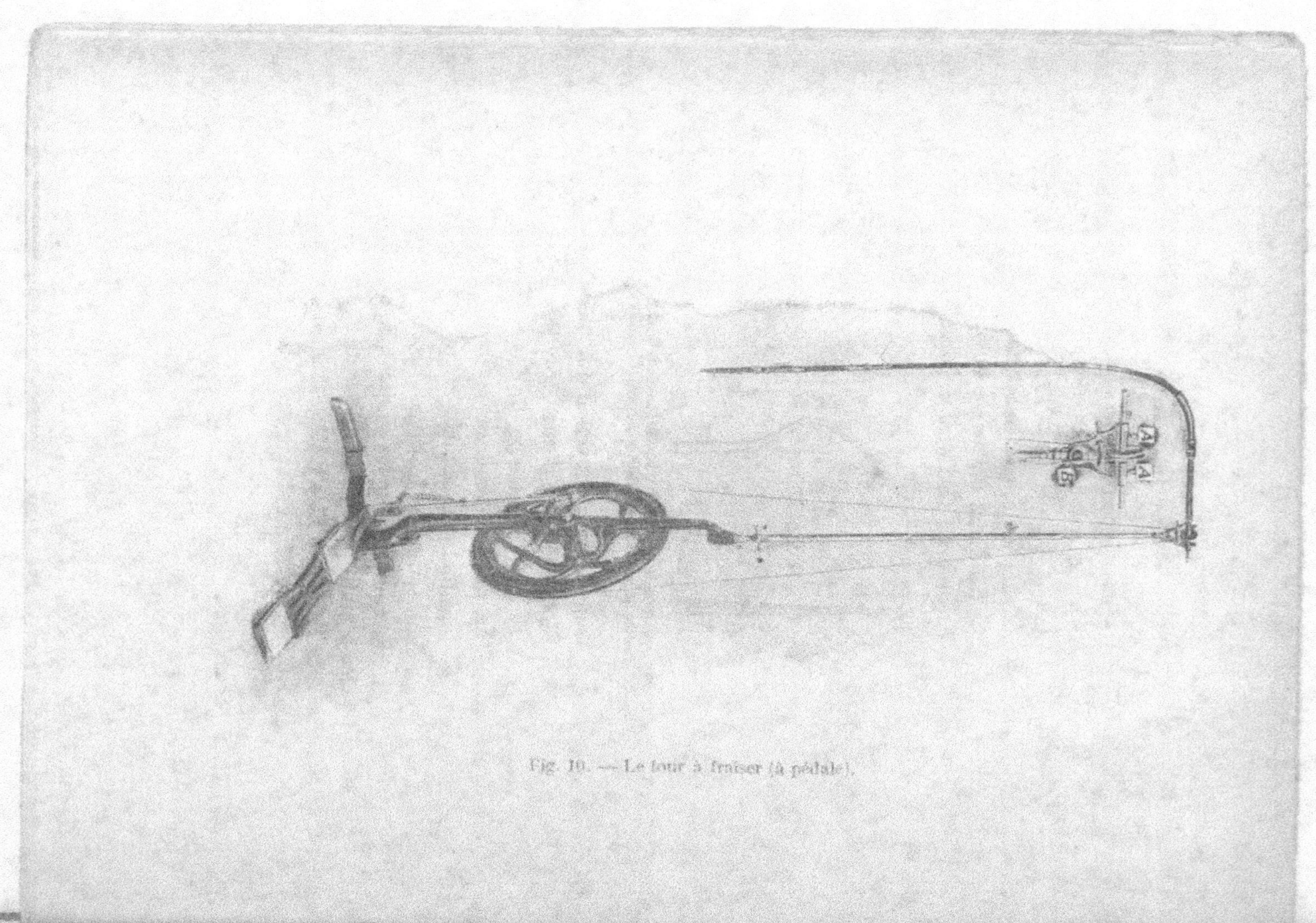

Fig. 10. — Le tour à fraiser (à pédale).

alternativement l'un ou l'autre de ces instruments, ce qui est bien préférable.

Ce qu'il faut prendre. — De préférence le tour à corde avec slip-joint, mais, si l'on hésite devant le prix assez élevé, il est indispensable de posséder le tour à flexible avec slip-joint.

FRAISES (fig. 11). — Des modèles existant trois sont

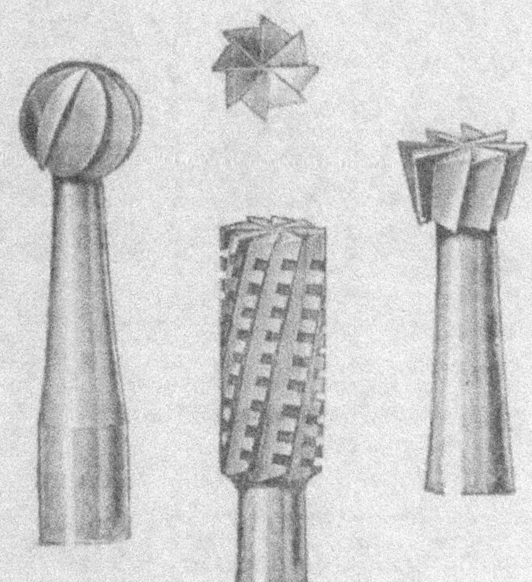

Fig. 11. — Les fraises : à gauche la fraise ronde ; au centre la fraise à fissure avec extrémité plate ; à droite la fraise à cône renversé.

à retenir, leur utilisation sera indiquée à la technique opératoire.

Fraise ronde.

Fraise à cône renversé.

Fraise à fissures ou coupe émail à extrémité plate.

Les numéros courants à prendre pour pièce à main (fraises longues) et pour angle droit (fraises courtes) sont les suivants : N° 2 - N° 4 - N° 6.

Posséder en outre quelques exemplaires des trois modèles dans les N° 00 et N° 8 (1).

EXCAVATEURS (fig. 12). — Les excavateurs utiles sont de petites curettes avec cuiller minuscule et à tige coudée à angle obtus.

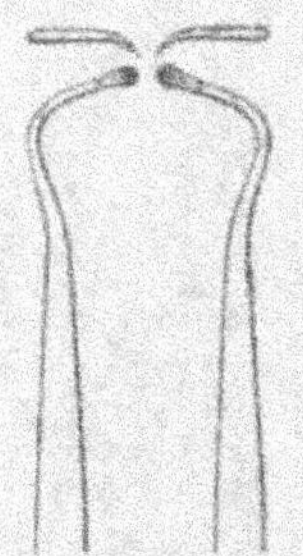

Fig. 12. — Les excavateurs.

Ce qu'il faut avoir : Deux modèles de même forme mais l'un à coudure droite et l'autre à coudure gauche. Leur emploi est indiqué pour le curettage de l'ivoire ramolli surtout lorsqu'il s'agit d'une dent sensible qui supporte difficilement le fraisage. A signaler de suite qu'ils rendent grand service dans les soins des dents temporaires leur traitement complet étant moins im-

(1) Les fraises se nettoient avec des petites brosses métalliques manœuvrées à la main ou montées sur le tour.

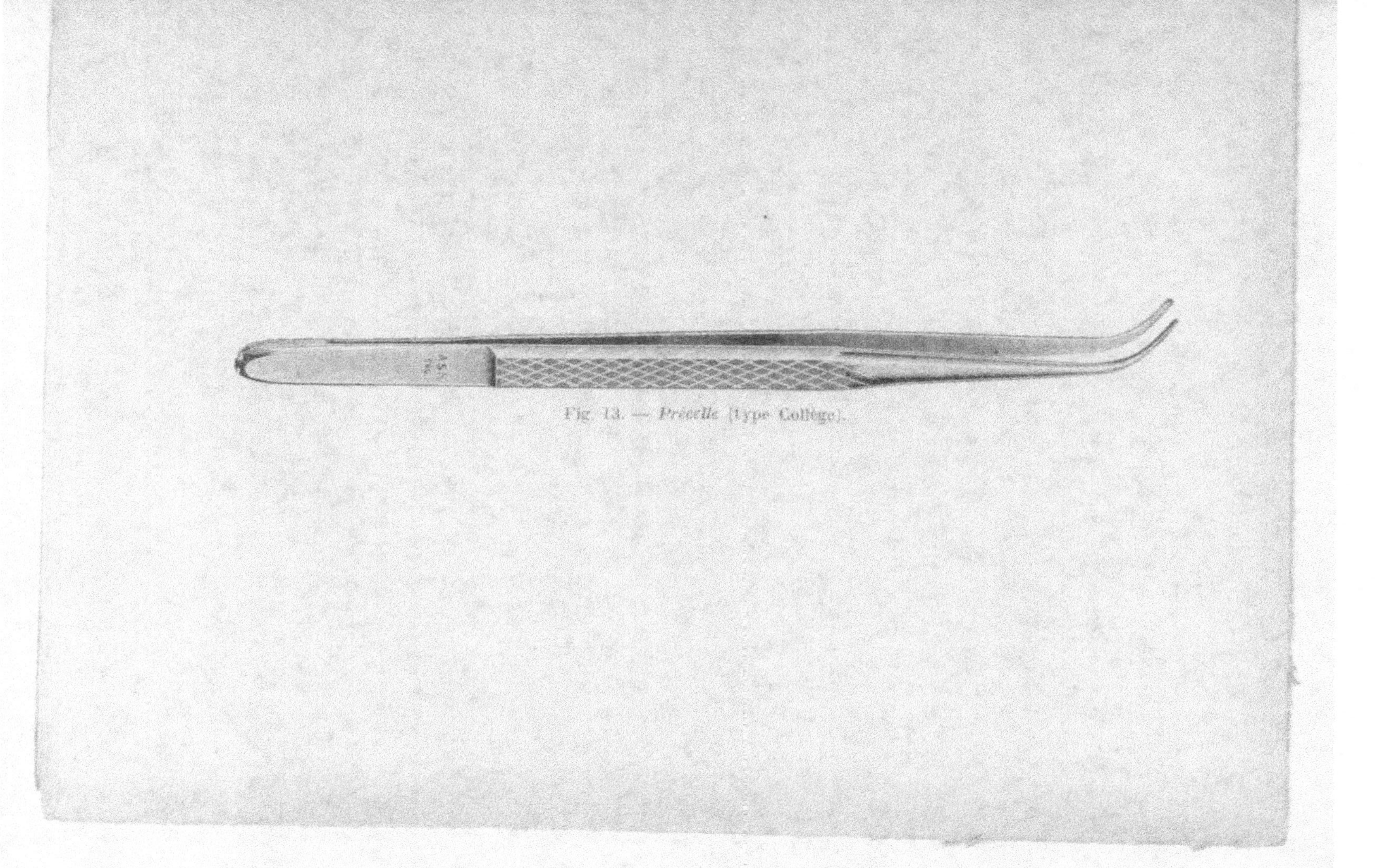

Fig. 13. — Précelle (type Collège).

portant et les enfants supportant difficilement la fraise.

PRÉCELLE DE CABINET (fig. 13). — Sorte de pince à dissection allongée, amincie et coudée à l'extrémité, le seul modèle utile est la précelle dite Collège.

POIRE A AIR ET A EAU. — L'une à air à bout mince, l'autre à eau qu'il est préférable de prendre démontable afin d'accélérer l'entrée de l'eau dans la poire. (La poire à eau peut être remplacée par une seringue à embout coudé).

Fig. 14. — Sondes Equarrissoirs.

EQUARRISSOIRS (fig. 14). — Sondes très fines pour le traitement des canaux.

TIRE-NERFS (fig. 15). — Sondes fines et pointues possédant des pointes afin d'enrouler le filament radiculaire qui est extirpé par arrachement.

BEUTELROCKS ET ÉLARGISSEURS DE CANAUX (fig. 16). — Les Beutelrocks et élargisseurs sont des sortes de forets se montant sur les pièces du tour ; ils sont utilisés pour procéder à l'extraction du filet radiculaire

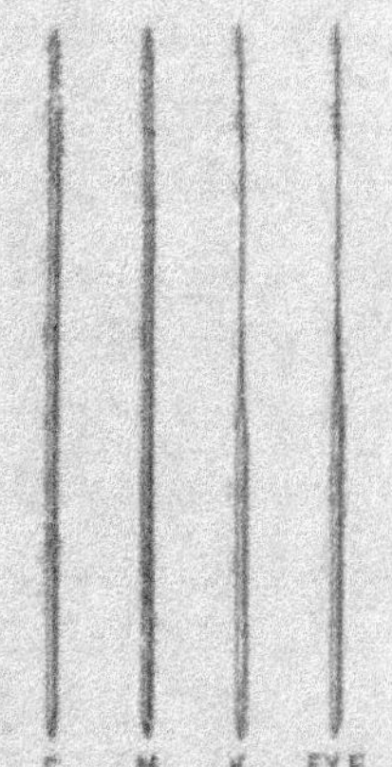

Fig. 15. — Tire-nerfs de calibres divers
(gros, moyen, fin, extra-fin).

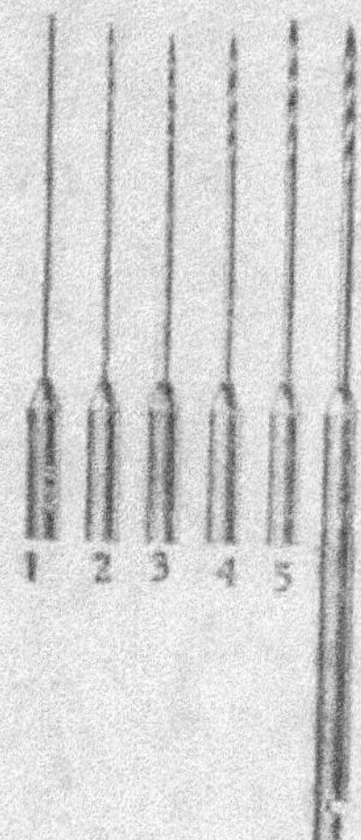

Fig. 16. — Forets à canaux de Beutelrock.

et à l'élargissement mécanique des canaux. Ces instruments, d'un maniement délicat car ils peuvent se
briser dans les canaux, se font pour pièces à main et
angle droit. Les Beutelrocks existent en six numéros
dans chaque type et si l'on désire s'en servir il est indispensable de les posséder tous car, à moins de s'exposer
à des incidents pour le moins désagréables, il faut élargir progressivement le canal sans passer un seul nu-

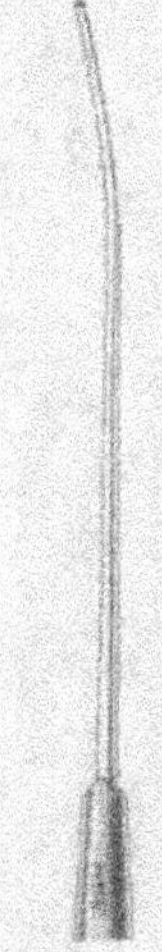

Fig. 17. — Fouloir à canaux.

méro. — Les élargisseurs hélicoïdaux se font en plusieurs numéros variables suivant les fabricants. Ils
sont plus solides et par conséquent présentent moins
de risques mais ils ne sont utilisables qu'après les
Beutelrocks.

FOULOIRS À CANAUX (fig. 17). — Un modèle légèrement coudé est nécessaire pour le traitement des canaux.

SPATULES DE MÉTAL ET D'OS (fig. 18).— La spatule plate en métal sert à la préparation des ciments ordinaires ; celle en os pour le ciment porcelaine.

MORTIER À AMALGAME (Flacon de mercure). — Du type courant avec pilon, le tout en réduction, il sert à la trituration de l'amalgame avec le mercure qui est contenu dans une petite bouteille en buis.

FOULOIRS (fig. 19). — Un des instruments les plus employés.

Ce qu'il faut posséder : Les deux fouloirs Woodson (nᵒˢ 1 et 2) qui servent pour toutes les obturations, soit par la partie striée formant masse (amalgame) soit par la partie formant cuiller (gutta-ciments).

PORTE AMALGAME (fig. 20). — Instrument pratique pour placer l'amalgame dans la cavité où il est ensuite tassé.

MEULES ET POINTES DE CARBORANDUM. — Il est utile d'avoir un petit choix de meules de cabinet et de pointes Carbo genre Miller. La description en serait longue, nous en reparlerons à propos des instruments de prothèse ; il faut dès à présent noter qu'il est préférable de prendre des meules que l'on peut monter sur un mandrin à vis alors que les pointes non démontables sont plus pratiques.

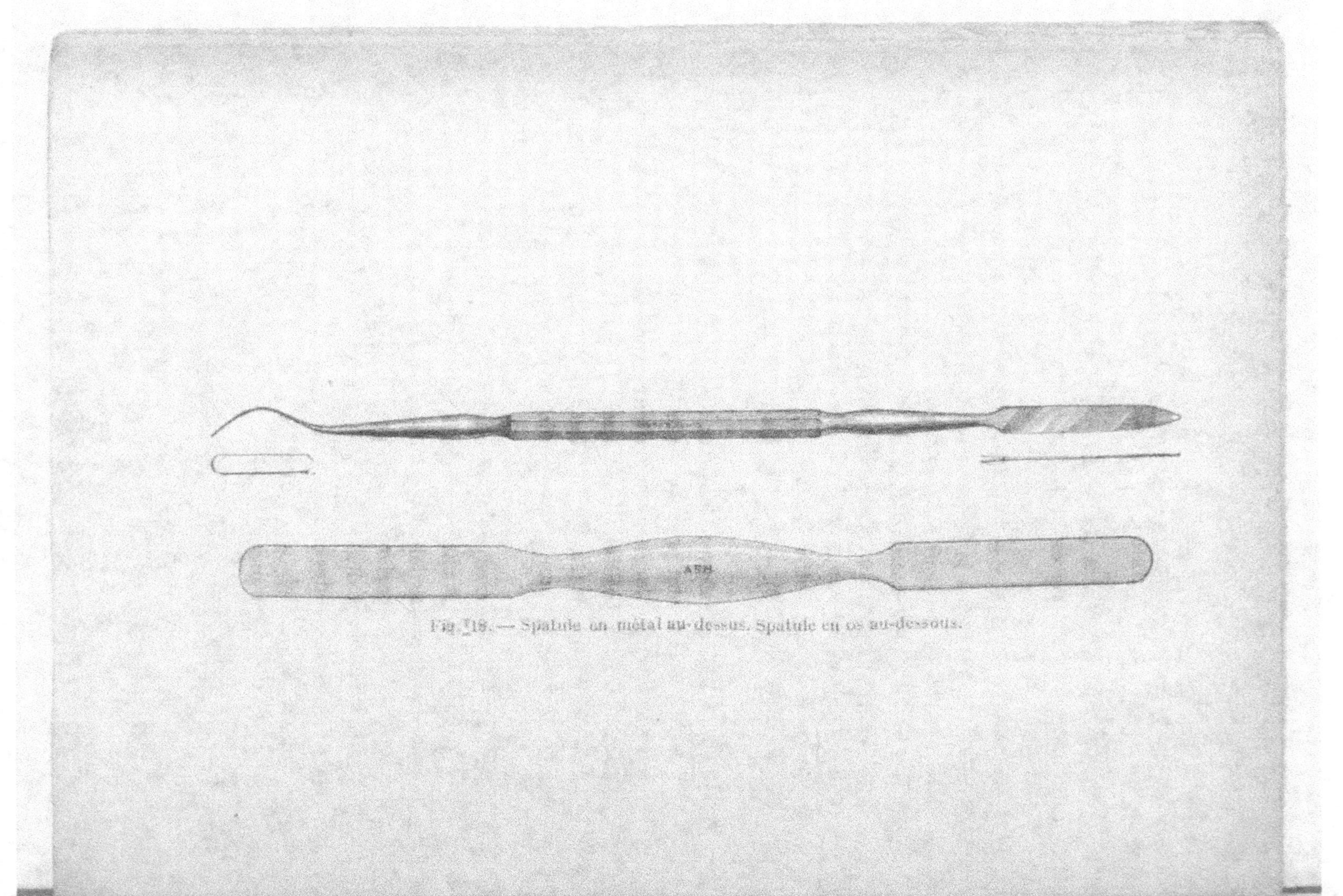

Fig. 18. — Spatule en métal au-dessus. Spatule en os au-dessous.

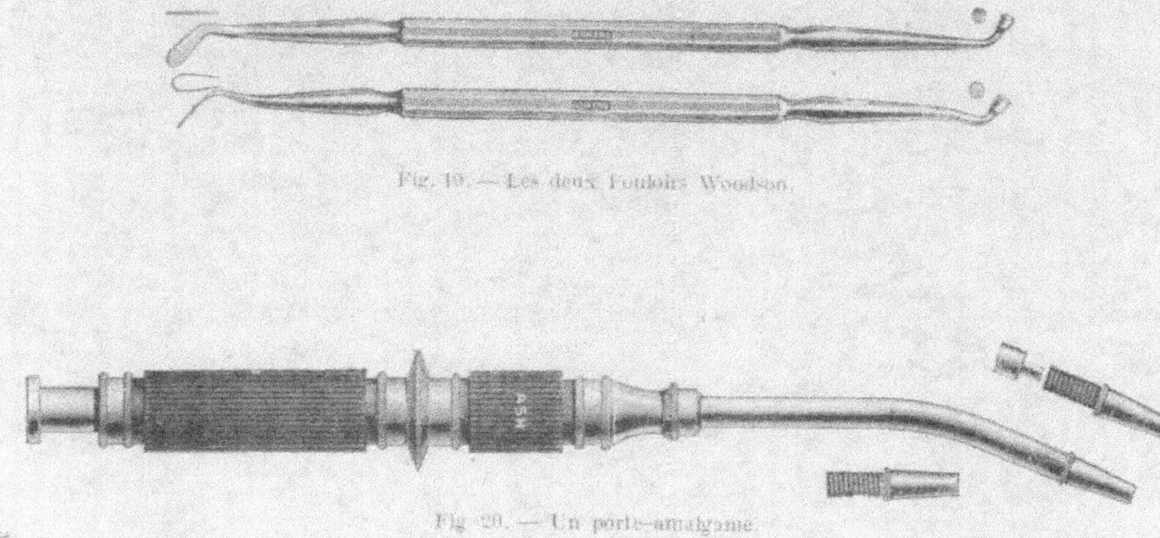

Fig. 19. — Les deux Fouloirs Woodson.

Fig. 20. — Un porte-amalgame.

Fraises a finir et disques a polir. — Servant à la régularisation et au polissage des obturations la fraise à finir ronde et ovale est la seule utile ; quant aux disques ils existent en carton mince ou en celluloïd et se trouvent en boîtes de grain et de dimensions variés.

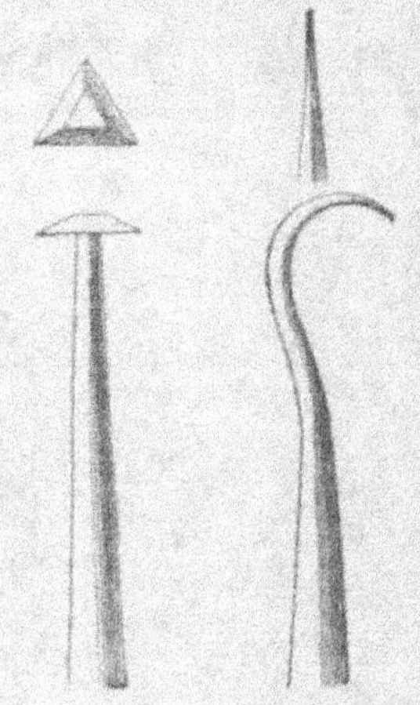

Fig. 21. — Instruments à nettoyer.

Instruments a détartrer et brosses a polir. — Les instruments à détartrer existent en nombre important ; deux d'entre d'eux sont indispensables, ce sont ceux reproduits dans la figure 21, deux autres sont utiles (fig. 21 *bis*). Il faut ajouter deux espèces de brosses avec mandrin spécial pour chaque espèce : la brosse circulaire et le pinceau (fig. 22).

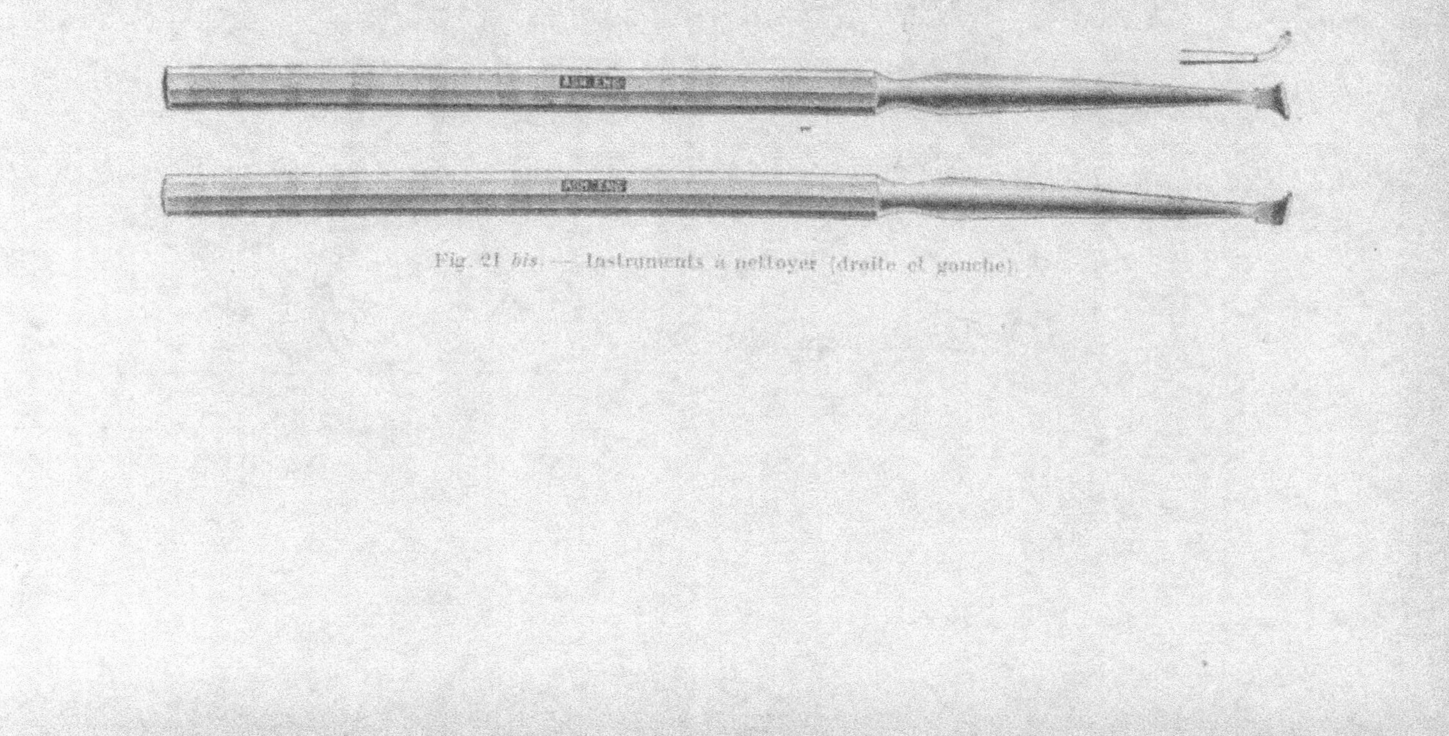

Fig. 21 *bis*. — Instruments à nettoyer (droite et gauche).

INSTRUMENTS D'UTILITÉ SECONDAIRE

POMPE A SALIVE. — Elle complète l'emploi des rou-

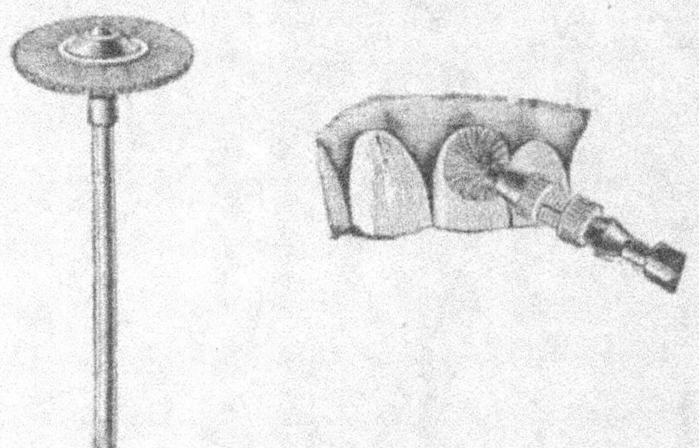

Fig. 22. — Brosses à nettoyer.
(A gauche une brosse circulaire montée sur mandrin ;
à droite une brosse pinceau avec son mandrin spécial).

leaux absorbants en aspirant la salive, mais elle est
souvent refusée par le malade. Il en est de même de

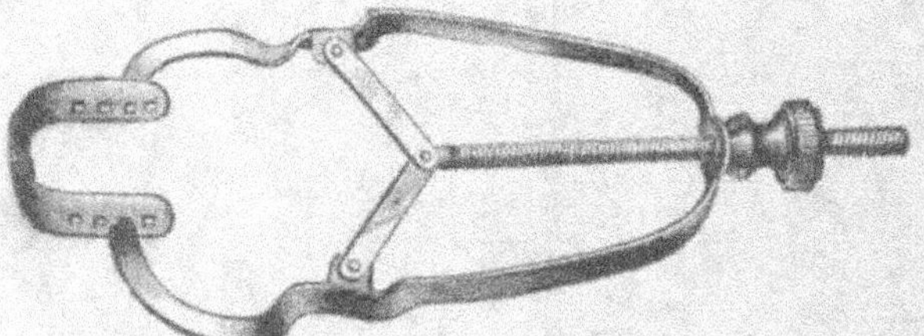

Fig 23. — Porte-matrices d'Ivory (avec une matrice).

l'*Ouvre-bouche* soit sous forme d'Automaton Eggler
soit sous forme de bâillon genre Hare.

MATRICES ET PORTE-MATRICES D'IVORY (fig. 23).—
Lorsqu'il faut procéder à une importante reconstitution il y a avantage à entourer la dent avec une
lamelle métallique se moulant sur elle au moyen du
porte-matrice. Ne constituant qu'un instrument sim-
plifiant le travail il n'a pas été décrit parmi ceux
indispensables.

MÉDICAMENTS

Ce qu'il faut avoir :

Un flacon : Créosote, Alcool à parties égales et y ajouter un peu de Thymol.

Rocklès nº 4 (on peut le diluer avec de l'alcool à 90º) ou Tricrésol formol à parties égales.

Alcool à 90º.

Acide trichloracétique cristallisé.

Eugénol.

Oxyde de zinc pulvérisé.

Vernis à la sandaraque.

Trioxyméthylène pulvérisé ou ce qui est mieux du Créosoforme en poudre (Lambiotte).

Acide arsénieux.

Il faut déconseiller l'emploi de la créosote ou de l'acide phénique sans adjonction de correcteurs car leur odeur s'imprègne désagréablement partout (1).

Les produits servant à l'obturation comprennent ceux à usage temporaire et ceux destinés à une obturation définitive.

(1) Le formol et le trioxyméthylène après avoir été une panacée sont actuellement combattus par leurs protagonistes étrangers.

OBTURATIONS TEMPORAIRES

Quatre procédés : la gutta percha, le ciment provisoire, le coton imprégné de vernis sandaraque, l'eugénate de zinc.

a) GUTTA PERCHA. — Se trouve dans le commerce en petits bâtonnets. Elle s'utilise en chauffant légèrement un morceau fixé sur un fouloir Woodson et en l'appliquant dans la cavité. Modeler avec le fouloir chaud.

Inconvénients. — La gutta ne tient que dans un milieu sec et ne constitue pas une obturation solide et étanche.

Avantages. — D'application facile, rapide et économique.

b) CIMENT PROVISOIRE. — Basé sur le même principe que le ciment il s'applique en mélangeant la poudre et le liquide. Sa présence étant temporaire, sa préparation présente moins d'importance. A noter qu'il ne doit ni être trop liquide, ni être appliqué dans un milieu humide. (Une formule de ciment provisoire donnée par Müller est la suivante : oxyde de zinc + sulfate de zinc en solution à 30 %).

Avantages. — Il constitue l'obturation temporaire aussi complète que possible et il est assez résistant.

L'employer dans les obturations temporaires d'assez longue durée et devant être hermétiques (1).

c) LE COTON IMPRÉGNÉ DE VERNIS SANDARAQUE. — Il n'est utilisé que dans les cas où l'on désire avoir une obturation très partielle (arthrite infectieuse, etc.), car il permet l'élimination des produits ou des gaz d'origine pulpo-radiculaire.

d) L'EUGÉNATE DE ZINC. — Il s'agit d'un mélange d'oxyde de zinc avec quelques gouttes d'eugénol de façon à obtenir par trituration à la spatule une pâte très consistante.

Inconvénients. — Durcissement lent. Odeur désagréable.

Avantages. — Valeur antiseptique marquée. Longue durée de l'obturation qui est étanche. Prise dans l'humidité.

Cette pâte en y ajoutant un peu de trioxyméthylène ou de créosoforme sert surtout dans l'obturation des canaux et de la chambre pulpaire.

Chacun de ces quatre procédés d'obturation temporaire présente des indications que l'on peut déduire très facilement de cette étude rapide de leurs avantages et de leurs inconvénients. En pratique pour les obturations temporaires le choix se portera sur la gutta percha ou le ciment provisoire.

(1) Une autre formule de ciment provisoire très résistant : oxyde de zinc + liquide du ciment oxyphosphate. Attention, la prise est rapide.

OBTURATIONS DÉFINITIVES

Deux produits : Le ciment dentaire, l'amalgame dentaire.

A. — **Le ciment dentaire**. — Il comprend :

Le ciment à l'oxyphosphate de zinc.

Le ciment au silicate ou synthétique ou porcelaine.

Le ciment à scellements qui se confond avec le premier pour sa préparation et sert uniquement à fixer les pièces de prothèse fixe.

a) CIMENT A L'OXYPHOSPHATE DE ZINC :

Ses indications. — Il constitue le ciment d'emploi courant pour les obturations dentaires lorsqu'il s'agit de lésions *peu visibles* car son aspect tranche un peu avec celui de la dent.

Ses inconvénients. — Soluble dans la salive il se désagrège assez facilement ce qui nécessite son remplacement. Il ne prend pas dans l'humidité et est irritant au niveau des gencives mais il durcit très vite.

Sa préparation. — Sur une lame de verre mettre d'une part un peu de poudre, d'autre part du liquide en quantité variable suivant la cavité. Avec une spatule en métal mélanger peu à peu la poudre au liquide jusqu'à ce que le mélange se décolle de la spatule. Se mettre à l'abri de la salive, bien assécher la cavité avec de l'air chaud et appliquer le ciment préparé au moyen de fouloirs légèrement huilés ou vaselinés pour éviter l'adhérence de l'instrument. Modeler. Il faut noter que les ciments s'enlèvent des objets sur lesquels ils adhèrent en trempant les dits objets dans l'eau.

b) CIMENT AU SILICATE. — (Synthétique ou porcelaine).

Ses Indications. — Destiné aux obturations visibles il existe en plusieurs teintes que l'on assortit suivant la teinte des dents à obturer. Il faut le réserver aux dents de bouche.

Ses Inconvénients. — La solidité est moindre que celle du ciment à l'oxyphosphate. Il y a danger de mortification chimique pulpaire lorsque le ciment est appliqué trop près de la chambre pulpaire. Cet accident est du reste évitable en mettant au préalable une couche de ciment oxyphosphate. Il est indispensable d'avoir une siccité absolue pour l'application. Une évaporation lente à l'abri de l'humidité est nécessaire, aussi faut-il enduire *l'obturation fraîche d'un isolant* (vernis sandaraque).

Sa préparation. — La préparation doit être opérée minutieusement au moyen d'une spatule d'os (d'agathe ou de Tantale) car les parcelles métalliques qui se détacheraient d'une autre spatule pourraient occa-

sionner des changements de teinte. L'application,
toutes précautions contre l'humidité étant prises,
doit être faite au moyen d'instruments en Tantale ou
en agathe.

B. — **L'amalgame dentaire**. — Il comprend
l'Amalgame d'argent et l'Amalgame de cuivre.

a) AMALGAME D'ARGENT :

Ses Indications. — Il est destiné aux cavités non
visibles. D'une grande durée il n'est pas irritant
pour les gencives ; il prend lentement et dans l'humidité.

Ses Inconvénients. — L'amalgame noircissant un
peu en bouche son emploi n'est possible que pour les
obturations peu visibles. Il subit en outre un peu de
retrait en durcissant ce qui peut amener une récidive
de la carie par infiltration au niveau des bords. Étant
conducteur de la chaleur il ne faut l'appliquer que sur
une couche de ciment lorsque la lésion voisine la
chambre pulpaire.

Sa préparation. — Dans un mortier mettre de l'amalgame, y ajouter peu à peu du mercure et mélanger
au pilon jusqu'à ce que le produit argenté soit amal-
gamé. Mettre cette pâte dans une peau de chamois et
la comprimer fortement pour exprimer l'excès du
mercure qui occasionnerait un retrait plus grand.
Porter le produit dans la cavité au moyen du porte-

amalgame, l'appliquer ensuite au moyen du foudoir Woodson en comprimant le plus fortement possible. Modeler et prier le malade de ne pas utiliser la dent soignée avant quelques heures car la prise est lente (3 à 4 heures).

b) AMALGAME DE CUIVRE. — Il existe en petits carrés préparés d'avance.

Ses Indications. — L'amalgame de cuivre est la seule obturation ayant une valeur antiseptique persistante. Il est d'une très grande durée, n'est nullement irritant et prend dans l'humidité. Il faut l'employer surtout dans les obturations non visibles en particulier pour les reconstitutions en prévision d'une *prothèse* fixe.

Ses Inconvénients. — Ils sont semblables à ceux de l'amalgame d'argent, il y a lieu de noter que son aspect noir foncé en limite encore davantage l'emploi.

Sa Préparation. — Chauffer les petits blocs d'amalgame jusqu'à apparition de perles de mercure à leur surface. Triturer dans le mortier en y ajoutant un peu de mercure si l'amalgame est trop pulvérulent, presser dans une peau de chamois et appliquer comme pour la préparation d'argent. La prise étant lente, faire protéger l'obturation pendant quelques heures.

Il faut ajouter ici un produit servant à l'obturation des canaux radiculaires ; ce sont les pointes de gutta percha qui ne diffèrent de la gutta ordinaire que par leur préparation en forme de cônes très allongés.

Les obturations aux ciments ou aux amalgames peuvent s'il est nécessaire subir après durcissement un polissage qui se pratique avec la fraise à finir et les disques à polir. Non seulement on régularisera ainsi une masse débordante mais en plus on leur donnera un aspect de fini qui est plus esthétique.

Ce qu'il faut faire en présence d'une obturation à exécuter !

Il s'agit d'une obturation visible : Employer le ciment au silicate.

Il s'agit d'une obturation peu visible : Employer le ciment à l'oxyphosphate.

Il s'agit d'une obturation non visible : Employer l'amalgame d'argent ou de cuivre.

Il s'agit d'une obturation du collet : Employer l'amalgame à moins d'impossibilité esthétique.

Il s'agit d'une reconstitution pour prothèse fixe : Employer l'amalgame de cuivre.

Nous ne saurions passer sous silence les *obturations mixtes*. Ces dernières consistent soit dans le mélange d'amalgame pulvérisé (sans mercure) à du ciment pour constituer une sorte de ciment armé qui s'emploie pour augmenter la résistance du ciment ordinaire ; soit en association d'eugénate de zinc ou de Ciment à de l'amalgame. Le fonds de la cavité est constitué par de l'eugénate ou du ciment, la superficie par de l'amalgame. Cette méthode s'emploie lorsque les lésions sont parapulpaires afin d'éviter les douleurs dues à la ductilité thermique de l'amalgame (1).

(1) Les aurifications constituant un travail très spécial, elles ne seront pas traitées dans ce volume de pratique courante; par contre les obturations par inlays ou blocs d'or seront décrites à la prothèse fixe avec les couronnes, les techniques de laboratoire étant très semblables.

EXAMEN DES DENTS (1)

L'examen d'un malade se présentant avec une lésion dentaire doit être précédé d'un interrogatoire complet qui permet le plus souvent de suspecter l'importance de la lésion dont il est atteint ainsi que nous le verrons en décrivant les symptômes de la carie dentaire. Ces symptômes subjectifs décrits, le sujet étant assis dans un fauteuil, la tête appuyée, le médecin pratique au préalable un examen général de la cavité buccale. Il pourra noter les lésions buccales concomitantes ainsi que celles importantes touchant l'appareil dentaire. Puis, placé à la droite du sujet ou presque de face il pratiquera un examen méthodique de toutes les dents en se munissant d'une sonde et d'un miroir, ce dernier servira à éclairer ou refléter les faces peu visibles.

Ce qu'il faut faire. — Procéder avant l'examen au nettoyage des mains et cela devant le client. Aseptiser

(1) Ce livre s'adressant à des médecins nous estimons inutile de répéter quelles sont les précautions antiseptiques et aseptiques indispensables dans tout acte chirurgical, ce serait faire injure au corps médical ; pourtant nous signalerons que le trioxyméthylène nous semble le produit le plus pratique pour la stérilisation des instruments.

les instruments. Chauffer légèrement le miroir pour éviter la buée ou, ce qui est aussi simple, l'humecter un peu en appliquant sa face réfléchissante contre la face interne des joues. Commencer l'examen très prudemment, le miroir de la main gauche, la sonde de la main droite, et contrôler minutieusement l'état de chaque dent surtout au niveau des zones moins accessibles (espace interdentaire). Il est bon de procéder de la même façon dans tous les examens (par exemple début au niveau des molaires supérieures droites pour finir aux molaires inférieures droites) de façon à n'omettre aucun organe. Noter en passant les lésions rencontrées, les dents du maxillaire supérieur étant marquées par les majuscules D (droites) et G (gauches) accompagnées d'un numéro allant de 1 à 8 suivant qu'il s'agit de l'incisive centrale ou de la troisième grosse molaire ; pour le maxillaire inférieur employer les minuscules d et g accompagnées des mêmes chiffres. Ne pas oublier la palpation des zones vestibulo-radiculaires qui peut donner des renseignements intéressants.

Ce qu'il ne faut pas faire. — Éviter d'introduire brutalement une sonde dans une cavité pulpaire, la douleur en éclair laissera un mauvais souvenir au patient et ne sera d'aucune utilité pour le praticien. Éviter l'introduction inutile des doigts dans la bouche du sujet, cette manœuvre ne pouvant qu'être désa-

gréable ; l'écartement des joues ou de la langue peut
être obtenu plus avantageusement avec le miroir ou
un petit écarteur chirurgical. Ne pas oublier qu'un
examen général peut être souvent utile en permettant
de découvrir la cause de lésions dentaires qui ne sont
que secondaires.

ÉCARTEMENT TEMPORAIRE DES DENTS

Lorsque le praticien ne pourra pas aborder une lésion située sur une face proximale (mésiale ou distale) des dents il sera indispensable de pratiquer l'écartement temporaire des dents.

Deux procédés : méthode lente, méthode rapide.

a) MÉTHODE LENTE. — La méthode comprend plusieurs procédés basés sur le même principe : augmentation de volume d'un corps végétal sec sous l'influence de l'humidité salivaire. Ce corps peut être soit du coton, soit un coin de bois, soit un fil de soie. Dans tous les cas le procédé opératoire est le même : fixer le corps choisi dans l'espace interdentaire, l'y laisser un jour et le remplacer par un corps semblable plus gros et sec. On obtient ainsi un écartement suffisant pour traiter les caries diverses. Le fil de soie est le procédé le plus simple en cas de contact très serré : il suffit de passer un chef à la base de l'espace interdentaire, chef que l'on noue avec celui resté hors de la bouche. Par suite du contact le nœud ne peut se fermer complètement et l'augmentation de volume du fil amène un écartement que l'on peut augmenter en procédant de la même façon ou en employant un autre procédé.

b) MÉTHODE RAPIDE. — Cette méthode nécessite l'emploi d'écarteurs métalliques (séparateurs d'Elliot ou d'Ivory fig. 24). Le principe est le suivant : obtenir

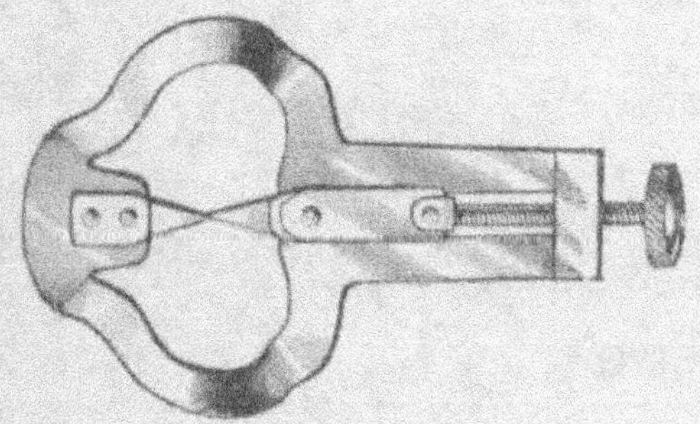

Fig. 24. — Séparateur d'Ivory.

l'écartement au moyen d'un coin métallique s'enfonçant dans l'espace interdentaire.

Ce qu'il faut faire. Précautions à prendre. — Il est indispensable de procéder très lentement en interrompant fréquemment l'opération car cette méthode agit brutalement, est très douloureuse et peut produire des accidents de nécrose pulpaire. Il en est de même lorsque l'on retire l'instrument, aussi ne saurait-on trop recommander une grande prudence dans leur emploi.

Inconvénients. — Le sujet ressent fréquemment

pendant plusieurs jours une douleur à la pression des dents sur lesquelles a porté l'écartement, il s'agit d'une arthrite traumatique qui se guérit spontanément. Il y a donc avantage à employer la méthode lente (1).

(1) A côté de l'écartement temporaire il faut signaler la séparation des dents employée soit dans un but curatif (lésions de caries impossibles à atteindre) soit dans un but prophylactique. Il arrive souvent que des sujets se plaignent d'une douleur interdentaire alors que l'on ne trouve aucune lésion des tissus dentaires. En ce cas penser à une irritation gingivale chronique causée par des particules alimentaires venant se tasser dans l'espace triangulaire interdentaire. Localement souvent peu de choses, aussi en cas de doute procéder à une séparation des dents qui permettra de confirmer l'absence de lésion de ces organes. Pour faire cette séparation employer de préférence des disques à deux faces abrasives et procéder par applications interdentaires de courte durée. Lors de l'emploi des disques il est avantageux de vaseliner leurs deux faces ; le travail est ainsi beaucoup simplifié pour des raisons faciles à comprendre. (Voir page 154).

EXCLUSION DE LA SALIVE

La salive est le grand ennemi du stomatologiste, non seulement elle gêne les diverses opérations nécessitées par la préparation d'une obturation, la fraise mordant mal dans un milieu humide, mais en outre elle empêche la prise de tout ciment. De plus la salive peut être cause de complications infectieuses lors du traitement de lésions profondes car elle contient une abondance de germes microbiens. Pour toutes ces raisons, divers procédés d'exclusion ont été employés. Le procédé courant consiste dans l'emploi de rouleaux absorbants (1), l'autre que nous ne décrirons pas car il est moins pratique bien que plus étanche est le procédé de la digue. En quelques mots il est explicable : il consiste à entourer une ou plusieurs dents avec un morceau de caoutchouc dans lequel les trous nécessaires ont été perforés. Ce caoutchouc est fixé à la base des dents au moyen d'un fil de soie ou d'un crampon métallique.

(1) Ces rouleaux se trouvent tout préparés dans le commerce, mais on peut les faire en enroulant un peu de coton autour d'une précelle.

Rouleaux absorbants. — Longs cylindres de papier ou de coton que l'on place dans la partie vestibulaire et linguale des dents sur lesquelles on opère. Ces cylindres sont maintenus en place par leur propre poids ou au moyen de crampons spéciaux. A l'occasion de l'exclusion de l'humidité il faut signaler l'utilité de la pompe à salive (avec poire ou à aspiration automatique). Elle a pour but d'aspirer la salive qui se collecte à la partie sublinguale, évitant ainsi l'inondation rapide du champ opératoire.

HYPERESTHÉSIE DE LA DENTINE OU IVOIRE

La sensibilité, d'intensité variable, rencontrée par le praticien au cours des interventions sur la région dentinaire de la dent constitue une gêne considérable et quelquefois empêche tout travail. Divers procédés sont conseillés, leur nombre prouve leur efficacité relative surtout lorsque l'on désire n'employer que des moyens anodins.

Ce qu'il faut faire :

a) En cas de lésion dentaire superficielle : Assécher complètement la cavité et après application d'une solution cocaïnée forte, opérer rapidement avec une fraise bien tranchante.

b) En cas de lésion dentaire profonde nécessitant la pulpectomie creuser rapidement une cavité suffisante pour appliquer un pansement à l'acide arsénieux. Obturer et regagner du terrain un ou deux jours après. En procédant ainsi pendant le temps nécessaire on arrive à la pulpe sans douleurs excessives. Lorsque ces procédés ne réusissent pas il en existe un autre dont les résultats sont excellents au maxillaire supérieur mais moins certains à l'inférieur c'est *l'injection périostée para apicale* (1).

Sa technique. — Employer une solution novocaïne adrénaline à 5 %, introduire l'aiguille perpendiculairement à la face vestibulaire aux environs de l'apex de la dent lésée et sentir le contact osseux. Injecter quelques gouttes. Agir de même au niveau des faces palatines et linguales surtout lorsque l'on opère sur des dents pluriradiculaires. L'analgésie est rapide mais souvent de courte durée.

Ses inconvénients. — Douleur et tuméfaction légère pendant quelques jours au niveau du point de piqûre. Souvent arthrite dentaire surtout lorsque dans la même séance et dans les lésions profondes il a été procédé à la radiculectomie. Il est donc préférable de s'arrêter à l'ouverture de la chambre pulpaire et de dévitaliser chimiquement.

(1) L'injection para apicale périostée rend des services inappréciables pour la dévitalisation extemporanée. Ses résultats sont remarquables et l'innocuité absolue, elle ne saurait être trop conseillée.

LES AFFECTIONS DENTAIRES
LEURS SYMPTOMES, LEURS TRAITEMENTS

La symptomatologie des affections dentaires se résume en deux syndromes qui sont couramment invoqués par le malade, ce sont les névralgies dentaires et les fluxions dentaires.

Les névralgies dentaires.

Le cadre limite de la description des névralgies dentaires est très difficile à définir car ne considérer que la crise de pulpite aiguë comme névralgie dentaire est insuffisant, par contre faire rentrer toute lésion du trijumeau dans le cadre de cette affection c'est compliquer la question. En pratique stomatologique la névralgie dentaire se présente le plus souvent sous le type pulpite aiguë aussi est-ce cette symptomatologie qui servira de base de description.

Symptomes

La névralgie dentaire pure connue sous le terme populaire de « rage de dents » se caractérise par une douleur locale, continue, à localisation hemi-maxillaire, à type gravatif et contusif. Cette douleur est plus accentuée au niveau de la lésion où elle a du reste débuté mais elle s'est vivement généralisée à l'hémi-maxillaire correspondant, quelquefois même elle se prolonge du côté opposé ou s'irradie au maxillaire antagoniste de telle sorte que le point de départ peut être délicat à retrouver. Cette douleur est supportable et consiste le plus souvent uniquement en un agacement siégeant au niveau de la région atteinte. Sur ces douleurs spontanées et persistantes viennent se greffer des douleurs provoquées qui constituent la rage de dents proprement dite. Ces douleurs sont provoquées particulièrement par la chaleur, par un courant d'air ou même par une cause inconnue ; elles réveillent quelquefois le malade en plein sommeil. Elles sont calmées par la succion de la dent malade et par les applications calmantes et résolutives sur la joue. Cette douleur qui donne lieu dans sa description à l'emploi de nombreuses images est comparée par certains à une décharge électrique, par d'autres à une extraction pénible sans anesthésie ou à un tenaillement du maxillaire. L'aspect du malade en crise névralgique est caractéristique : la région atteinte couverte d'une épaisse couche isolante, il la comprime avec ses deux mains ; il s'immobilise sur place et sa physionomie prend l'aspect souvent reproduit de la douleur dentaire : la joue très rouge, les yeux larmoyants et le masque exprimant la souffrance. Cette douleur spontanée débute en général au niveau de la dent malade pour s'irradier au niveau des yeux (larmoiement) de la langue (salivation), des oreilles (otalgies, bourdonnements, diminution de l'acuité auditive). La crise aiguë avec toute son intensité est en général de courte durée, elle diminue assez rapidement et spontanément mais ce n'est qu'après un temps assez long qu'elle disparaît complètement pour faire place à la douleur continue qui constitue le fond du tableau de la névralgie dentaire.

DIAGNOSTIC DIFFÉRENTIEL. — En présence d'une névralgie de la zone dentaire du trijumeau il faut éliminer les névralgies faciales (c'est-à-dire du trijumeau) qui n'ont pas pour origine une affection dentaire.

La névralgie faciale essentielle. — Dans cette forme le malade ne se plaint que de crises douloureuses sans cause nette ; dans leur intervalle l'accalmie est complète. Cette crise se passe de la façon suivante : douleurs puis grimaces toniques et troubles vaso-moteurs.

A la pression des points de Valleix (sus-orbitaire, sous-orbitaire, mentonnier, etc.) on réveille une douleur d'acuité variable.

Le tic douloureux de la face. — Il débute en éclair par une douleur extrèmement violente. Le malade interrompt son occupation du moment et porte sa main à la figure la comprimant ou la frottant avec énergie. La face est le siège de mouvements convulsifs qui accompagnent la douleur. Les mouvements sont à la fois toniques et cloniques, les premiers étant de véritables grimaces au niveau des lèvres, des joues et des paupières, les autres des secousses rapides analogues à des décharges électriques.

Les névralgies d'origine nasale (sinusites en particulier) *d'origine oculaire, auriculaire et buccale* (névralgies des infections amygdaliennes chroniques) : Chacune de ces affections présente des symptômes particuliers qui permettent dans la plupart des cas d'orienter rapidement le diagnostic.

Les névralgies d'origine toxique que l'on rencontre au cours de toutes les diathèses (goutte, diabète, rhumatisme, etc.)

Les névralgies d'origine intracranienne par lésion du tronc de la Ve paire ou du ganglion de Gasser (tumeurs, syphilis, tuberculose).

L'arthrite temporo-maxillaire peut égarer le diagnostic pendant un certain temps. Des sujets se plaignant de douleurs bien localisées à l'articulation temporo-maxillaire ont quelquefois des lésions dentaires et tout cède après leur traitement ; cependant l'arthrite temporo-maxillaire coïncide le plus souvent avec une poussée rhumatismale dont elle n'est qu'une localisation. Dans tous les cas d'arthrite il existe une certaine limitation des mouvements de l'articulation et surtout une douleur spontanée et provoquée à son niveau.

Les tumeurs des maxillaires s'accompagnent souvent au début de douleurs continues ; l'examen de la bouche permet de résoudre rapidement le problème.

Pratiquement les névralgies dentaires sont facilement rapportées à leur cause générique et il suffira de connaître les affections pouvant l'occasionner.

DIAGNOSTIC ÉTIOLOGIQUE DES NÉVRALGIES D'ORIGINE DENTAIRE

La carie dentaire. — La carie dentaire est la cause la plus fréquente de névralgies, qu'il s'agisse d'une carie du deuxième degré qui n'entraîne qu'une douleur passagère lors du contact des préparations chaudes, froides ou sucrées ou qu'il s'agisse de la lésion pulpaire qui a servi de type descriptif de ce syndrome. Un examen fixera rapidement le médecin d'autant que dans la grande majorité des cas le sujet attire lui-même l'attention et indique la dent malade. Quelques précautions sont à prendre lors de l'examen dentaire, elles sont signalées au chapitre de la Carie.

Les dents mortes qui s'accompagnent fréquemment d'infections apicales (granulomes ou petits kystes radiculaires), sont la cause de névralgies. La dent morte est facile à reconnaître, quant à l'existence des lésions péri-apicales il est souvent nécessaire de faire pratiquer un examen radiographique pour pouvoir confirmer leur présence.

Les accidents de la dent de sagesse occasionnent des douleurs à irradiation auriculaire, douleurs qu'il est souvent délicat de rapporter à leur cause. Ces accidents s'accompagnent en général de trismus et de douleurs à la mastication.

La mono-arthrite dentaire aiguë débute par une douleur d'abord localisée à la dent infectée puis se généralisant ; la chaleur et la rougeur locales ainsi que la sensation de battements permettent de faire le diagnostic causal. A côté de la mono-arthrite aiguë qui est une complication de la carie il existe des mono arthrites aseptiques avec douleurs vives ; elles sont d'origine médicamenteuse (Arsenic, Formol, etc.), ou d'origine mécanique (obturation ou prothèse trop haute pour l'articulé, compression trop forte).

Les extractions dentaires sont assez souvent suivies de douleurs dans la région maxillaire, ces douleurs le plus fréquemment passagères sont dues soit à une alvéolite aiguë, soit à une périostite légère occasionnée par l'injection insensibilisatrice, soit à la présence de débris radiculaires. Ces diagnostics sont en général faciles en s'aidant au besoin de la radiographie.

L'alvéolite chronique des édentés qu'il est rare de rencontrer est caractérisée par une névrite des filets terminaux du trijumeau ; pour certains il s'agirait de petits névromes se formant au niveau du point d'arrachement nerveux, pour d'autres l'étiologie de cette affection serait une ostéite alvéolaire.

Cette question de la névralgie dentaire ne saurait être terminée sans rappeler que très fréquemment une névralgie du trijumeau a une origine dentaire ; il faut toujours y songer en présence de cette affection et ce n'est qu'après un examen méthodique qu'il sera possible de l'éliminer totalement. D'autre part il arrive qu'une lésion dentaire ait été la cause d'une névralgie faciale qui peut persister après traitement de cette lésion. Il ne faut également pas oublier que certaines affections (granulomes, kystes) ne donnent lieu à aucuns symptômes objectifs ce qui constitue autant de questions laissant le praticien perplexe.

TRAITEMENT

a) *Il s'agit d'une lésion n'ayant pas une origine dentaire.* — Le traitement est comme dans toute névralgie d'abord médical (opium, belladone, aconitine, etc.)

pour devenir au besoin chirurgical (alcoolisation, intervention sur le ganglion de Gasser ou sur les branches nerveuses).

b) Il s'agit d'une lésion dentaire. — Dans ce cas un traitement local fera cesser la névralgie. Il est bon d'y associer quelques analgésiques afin d'obtenir une sédation rapide. Ce traitement variera suivant les cas et sera étudié avec les affections causales.

Les fluxions dentaires.

Dans la terminologie courante la fluxion dentaire constitue l'aboutissant, à plus ou moins longue échéance, d'une carie dentaire infectée secondairement; elle est la conséquence de la périostite alvéolo-dentaire qui passe par ses différentes phases symptomatiques allant de la simple rougeur gingivale à l'abcès dentaire. Cette définition sera conservée mais en faisant bien remarquer qu'à côté des fluxions dentaires à caractère aigu et passager, il peut exister des gonflements douloureux qui ne donnent lieu à aucune formation purulente. Lors de l'exposition du diagnostic les différentes affections dentaires et maxillaires produisant une augmentation de volume de cette région seront envisagées.

SYMPTOMES. — La symptomatologie de la fluxion dentaire est si classique qu'il semble superflu de la reproduire. En quelques mots voici les diverses phases de son évolution : au début, tension douloureuse au niveau de la dent malade, douleur au contact avec la dent antagoniste, névralgies continues mais légères avec irradiations hémi maxillaire ; ce sont des phénomènes de mono arthrite infectieuse. Plus tard les douleurs accroissent en intensité et empêchent tout repos, les battements sont intenses, la fièvre marquée et le gonflement gingival ou palatin constituant la fluxion dentaire apparaît. En même temps on constate un œdème facial avec adénite génio-maxillaire. Au bout de quelques jours l'abcès s'ouvre spontanément livrant passage à un pus fétide, les douleurs ostéocopes et tout le cortège des symptômes infectieux disparaissent rapidement pour laisser souvent place à une fistule apicale. La périodontite chronique est constituée et avec elle tous les inconvénients de l'infection focale dentaire.

Évolution. Complications. — Dans la majorité des cas la fluxion dentaire évolue vers la guérison par ouverture de l'abcès gingival mais il peut persister une fistule qui se ferme et s'ouvre alternativement. Cette fistulisation entraîne tous les risques de la suppuration chronique, en particulier son retentissement sur l'état général. Il est classique de signaler comme complications de la fluxion dentaire la septicémie et la pyohémie ; ce sont des affections heureusement très rares, par contre les adénites chroniques avec suppuration et l'angine de Ludwig ou phlegmon du plancher de la bouche constituent des complications que tout praticien a rencontrées.

DIAGNOSTIC

1) *On se trouve en présence d'un gonflement gingival à marche aiguë.* — Avant tout songer à l'OSTÉOPÉRIOSTITE AIGUE et en pratique presque toujours le diagnostic est facile ; une dent cariée profondément, une vieille racine ou une dent morte expliquent les lésions.

Les accidents de la dent de Sagesse sont très fréquents et l'éruption de cette dent entraîne souvent la formation d'un clapier purulent sous le capuchon muqueux partiellement décollé. Les douleurs attirent l'attention du sujet mais dans quelques cas la négligence permet le développement à une ostéopériostite locale avec trismus intense.

L'ostéomyélite des maxillaires constitue une affection rare mais qui au début présente des symptômes locaux semblables à ceux de la fluxion dentaire (douleurs locales, gonflement, trismus) mais avec des phénomènes généraux plus intenses. Le diagnostic ne reste pas en suspens longuement car de nombreux abcès se forment et s'ouvrent à la muqueuse ou à la peau.

2) *On se trouve en présence d'un gonflement gingival à évolution subaiguë ou chronique* :

Syphilis des maxillaires. — La syphilis siège le plus fréquemment au maxillaire inférieur et se présente sous la forme d'exostose ou de périostite gommeuse circonscrite ou diffuse.

Tuberculose des maxillaires. — La tuberculose du bord alvéolaire débute d'abord par la gencive pour atteindre tardivement le maxillaire ; quant à la tuberculose centrale du maxillaire inférieur elle est rare et seule son ulcération succédant précocement à la tuméfaction osseuse permet d'en faire le diagnostic.

Actinomycose des maxillaires — L'actinomycose peut se présenter sous forme térébrante ou néoplasique mais la présence des grains jaunes est caractéristique.

Tumeurs des maxillaires. — Il existe des tumeurs bénignes (kystes dentifères, kystes radiculaires, kystes multiloculaires) et des tumeurs malignes (odontomes, ostéomes, sarcomes, épithéliomas) dont le diagnostic est délicat au début. Noter les caractères spéciaux à chacune de ces affections ne rentre pas dans le cadre de cet ouvrage, du reste leur description est faite dans tous les livres de pathologie chirurgicale. Une question délicate à résoudre consiste à savoir si, en présence d'une tumeur du maxillaire chez un sujet âgé, l'on a à faire à un kyste radiculaire ou à une tumeur maligne.

Tous les moyens d'investigation doivent être mis en œuvre, en particulier la radiographie.

TRAITEMENT. — En cas d'ostéopériostite aiguë incision précoce de l'abcès et traitement de la dent atteinte soit par extraction soit par désinfection et obturation. Les accidents de la dent de sagesse nécessitent la cautérisation et la désinfection du foyer. Quant aux autres affections chacune demande un traitement soit spécifique, soit chirurgical (grattage, résection, etc.). Dans tous les cas une médication symptomatique sera adjointe au traitement spécial afin d'obtenir une sédation rapide des phénomènes douloureux ou infectieux.

LA CARIE DENTAIRE

La carie dentaire est une affection organique caractérisée par une perte de substance, d'importance variable, siégeant au niveau de la portion extra alvéolaire et débutant par la partie extérieure de la dent. La plupart des auteurs considèrent la carie comme étant une affection microbienne, les microbes pénétrant au niveau d'une altération de l'émail ; il n'en est pas moins vrai qu'elle est subordonnée à de nombreuses causes générales parmi lesquelles la plus importante semble être la décalcification liée à l'état général de l'individu.

La division de la carie dentaire a donné lieu à de nombreuses discussions. Désirant employer ici la plus simple il sera décrit quatre degrés de carie.

Carie du premier degré n'intéressant que l'émail.

Carie du second degré intéressant l'ivoire (dentinite).

Carie du troisième degré intéressant la pulpe vivante.

Carie du quatrième degré avec destruction pulpaire complète.

Carie du premier degré.

DÉFINITION. — Cette carie n'intéresse que l'émail (se voit rarement).

SYMPTOMES. *Subjectifs*. — L'émail étant insensible il n'existe aucun symptome subjectif et la découverte de cette carie est le plus souvent due au hasard ou aux soins réguliers pris par le patient.

Objectifs. — Tâche brun foncé, noirâtre ou grisaille, le plus souvent au niveau d'un sillon intercuspidien. A l'exploration à la sonde on trouve une petite cavité qui donne un ressaut ou arrête la pointe de l'instrument.

CE QU'IL FAUT FAIRE. — Si les lésions sont minimes : thérapeutique expectative le traitement pouvant être plus grave que le mal car quelquefois les caries légères s'immobilisent des années. Si les lésions sont plus profondes employer la technique décrite à propos de la carie du second degré en notant que le traitement complet peut être fait en une seule séance car il est surtout à action mécanique.

Carie du second degré (dentinites).

DÉFINITION. — Il s'agit d'une lésion intéressant à la fois l'émail et l'ivoire, cette dernière partie de la dent pouvant être lésée superficiellement ou profondément.

SYMPTOMES. *Subjectifs.* — Douleurs légères dues à des causes chimiques (aliments sucrés ou acidulés) ou à des causes thermiques (chaud et froid). En principe pas de douleurs spontanées bien que l'onpuisse en rencontrer lorsque les lésions dentinaires sont profondes.

Objectifs. — A l'inspection on constate une zone noire ou une teinte opalescente lorsque la porte d'entrée de la carie se trouve à distance dans des régions invisibles (carie interdentaire). A l'examen à la sonde on pénètre dans une cavité assez profonde de laquelle on peut ramener avec un excavateur de la dentine ramollie (poussière d'aspect osseux et de couleur brun clair). La percussion de la dent est indolore et il n'existe aucune odeur. L'examen à la sonde doit être pratiqué très légèrement car d'un mouvement brusque il pourrait résulter un effondrement du plafond de la chambre pulpaire avec douleur très aiguë.

CE QU'IL FAUT FAIRE. — Le traitement d'une carie comprend 2 parties : Le traitement mécanique qui constitue la résection de la carie et la préparation de la cavité et le traitement chimique qui complète la désinfection mécanique.

A) LE TRAITEMENT MÉCANIQUE. — Il est régit par ces deux règles : Enlever les tissus mortifiés et infectés. Donner à la cavité une forme favorable à la rétention de la matière obturatrice. Il semble nécessaire de dire de suite, car cela a une importance primordiale, que la forme idéale est celle en queue d'aronde, la base de la cavité étant plus large que son orifice extérieur (fig. 25). Ce traitement mécanique se faisant avec le tour dentaire sur lequel on monte la pièce à

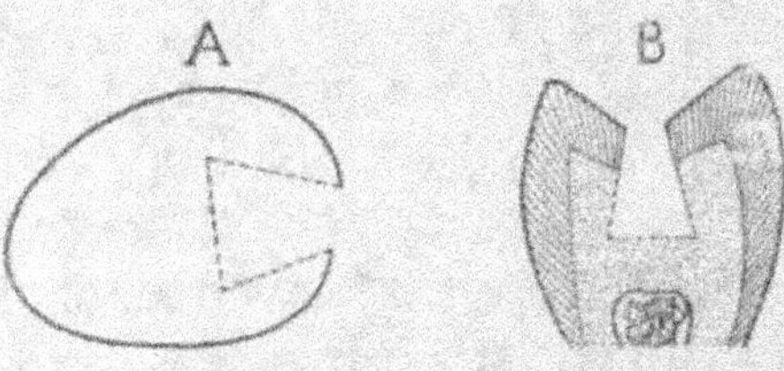

Fig. 25.

A. Schéma d'une face triturante. En pointillé une taille en queue d'aronde.
B. Coupe d'une dent dans le sens frontal. En pointillé une taille
en queue d'aronde.

main ou l'angle droit il semble utile de donner quelques conseils sur la manière générale de procéder au fraisage. Qu'il s'agisse d'une dent quelconque les principes sont les mêmes : la fraise étant fixée par verrouillage, la pièce doit être tenue de la main droite soit comme un porte-plume, soit à pleine main dans quelques cas nécessitant de la force. La joue étant écartée au moyen du miroir approcher la fraise de la cavité ;

avant de faire marcher le tour prendre un point d'appui soit à l'extérieur de la bouche soit sur les arcades dentaires au moyen d'un ou plusieurs des doigts tenant la pièce du tour. Cette manœuvre indispensable évite les échappées qui pourraient amener des complications désagréables. En outre avoir bien soin de se rendre compte du sens de rotation de la fraise cette dernière ayant une taille spéciale.

a) *Nettoyage de la carie.* — Monter sur la pièce à main ou l'angle droit une *fraise ronde* d'un calibre en rapport avec l'orifice extérieur de la cavité. Enlever toute la dentine ramollie et celle infectée que l'on

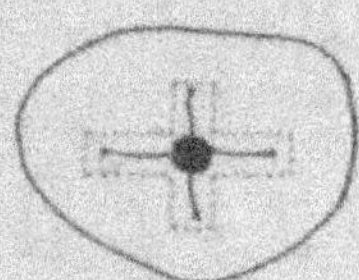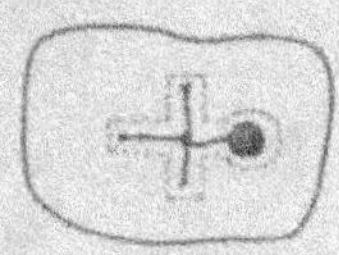

Fig. 26. — Figures schématiques de deux faces triturantes avec carie centrale ou terminale des sillons intercuspidiens. En pointillé l'extension préventive à exécuter.

reconnaît à la teinte noirâtre ou jaunâtre tranchant avec celle de l'ivoire sain — Opérer le plus largement possible. (Cette opération peut être partiellement exécutée avec les excavateurs).

b) *Extension préventive* (fig. 26). —Monter une *fraise à fissure* ou coupe émail (plate à l'extrémité) et procéder à l'extension de la cavité en particulier du côté des sillons intercuspidiens afin d'éviter une récidive de la carie ce qui est fréquent après un traitement insuffisant.

c) *Résection de l'émail* (fig. 27). — Les bords extérieurs de la cavité sont à angle droit et comme ils sont composés d'émail qui subit facilement un clivage par suite de sa constitution anatomique il est

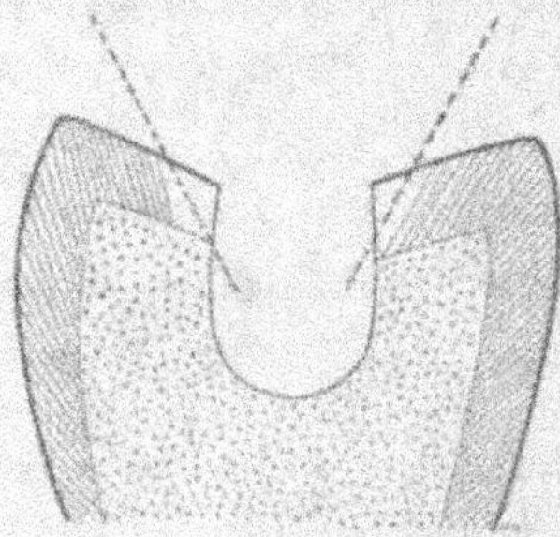

Fig. 27. — Coupe d'une dent après nettoyage de la carie à la fraise ronde. En pointillé la zône à abattre pour éviter l'élimination secondaire des prismes de l'émail (travail de la fraise à fissures ou du ciseau à émail).

indispensable d'abattre les bords avec la *fraise à fissure* ou si l'on veut avec le ciseau à émail. Ainsi l'obturation recouvrira l'émail taillé en biseau et l'on évitera les infiltrations entre les bords dentaires et l'obturation, infiltrations inévitables lorsqu'un pan aigu saute sous les efforts de mastication.

d) *Rétention de la cavité* (fig. 28). — Au moyen des *fraises à cône renversé* on régularise le fond de la cavité qui est ainsi rendu plan puis en l'appliquant progressivement sur toutes les faces on rend la cavité rétentive en lui donnant la forme en queue d'aronde.

B) TRAITEMENT CHIMIQUE. — Le traitement mécanique terminé il devrait être possible d'obturer s'il avait été exécuté d'une façon parfaite, il en est rarement ainsi et soit par oubli, soit par crainte de pénétrer dans la chambre pulpaire il reste encore des tissus dentaires infectés. C'est pour compléter la désinfection

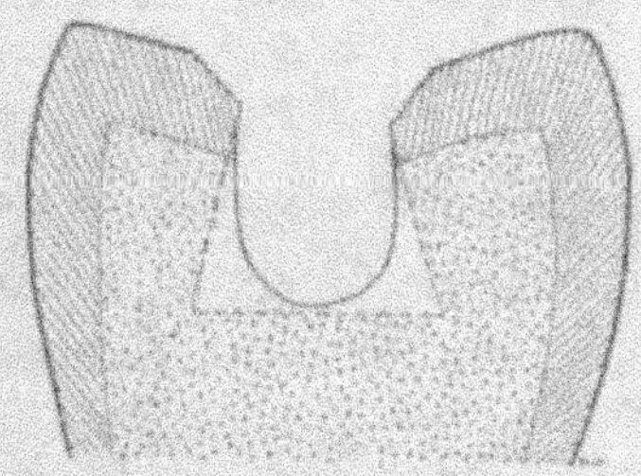

Fig. 28. — Coupe d'une dent après abrasion des bords de l'émail. En pointillé la taille de la cavité pour obtenir la rétention (travail de la fraise à cône renversé).

que le traitement chimique a été institué. Voici comment procéder : sur une petite boulette de coton de calibre approprié à la cavité mettre un peu du mélange : créosote, alcool ; l'introduire dans la cavité puis avec un coton sec enlever l'excès de liquide et obturer temporairement par le procédé choisi (voir obturations temporaires). Laisser ce pansement en place quelques jours et obturer définitivement au cours d'une deuxième ou troisième séance suivant les résultats obtenus. En général on peut se contenter d'un seul pansement lorsque le traitement mécanique a été très soigné. (La question des produits d'obturation et de leur choix suivant le cas envisagé ne sera pas traitée à nouveau cela ayant été fait dans le chapitre étudiant les médicaments indispensables).

CE QU'IL NE FAUT PAS FAIRE. — Ne pas opérer brutalement surtout lors des fraisages au niveau de la chambre pulpaire, le plafond pourrait céder et il s'en suivrait une douleur intense et une infection pulpaire; le client ne saurait se féliciter d'un semblable résultat. Ne pas obturer définitivement trop vite, la carie récidiverait ou progresserait sous l'obturation; cependant ne pas tomber dans l'excès contraire et pratiquer la « thérapeutique des petits cotons », l'infection serait fatale dans une carie ouverte trop longtemps à l'extérieur d'autant que la patience du client étant lassée il abannerait vite un traitement aussi prolongé.

Carie du troisième degré.

DÉFINITION. — La carie du troisième degré est appelée également pulpite ou carie pénétrante par opposition aux degrés précédents qui constituent les caries superficielles. Dans cette forme la pulpe est atteinte et même si sa destruction est minime le seul fait de l'ouverture de la chambre pulpaire suffit à en amener l'infection. Aussi considérons-nous que la classification de certains auteurs *carie avec pulpe intacte* n'est qu'un mythe et qu'en réalité il n'y a qu'une question de degré d'infection et de destruction pulpaire.

SYMPTOMES. *Subjectifs.* — La pulpe représentant la partie sensible de la dent ce degré de carie est caractérisé par la classique *rage de dents* qu'il est inutile de décrire beaucoup ayant eu à en supporter les douleurs violentes, persistantes et irradiantes. En quelques mots cette rage de dents diffère de la douleur des caries du second degré par son caractère spontané, souvent à début, en dehors des repas, à son apaisement par une succion qui amène un saignotement et une décongestion de la dent malade ; en outre cette douleur est si caractéristique et le souvenir qu'elle laisse si désagréable que le diagnostic est souvent facile avant examen clinique.

Objectifs. — L'inspection permet seulement de constater une lésion superficielle il faudra donc passer à l'exploration à la sonde mais là plus que jamais la douceur sera de règle absolue car une pulpe vivante est extrêmement douloureuse. Il sera même bon de prévenir le sujet qu'une douleur en éclair pourra avoir lieu afin de ne pas encourir le reproche de brutalité. On se rendra très vite compte de la mise à nu de la pulpe et il est inutile d'insister longuement. La percussion de la dent est douloureuse alors que la pression ne l'est pas, à moins de complications péridentaires. En réalité il s'agit là d'un signe d'intérêt relatif en ce cas. Il sera possible de se rendre compte à l'odeur du degré d'infection de la pulpe, cette odeur n'existant qu'en cas de nécrose pulpaire et allant en augmentant avec l'étendue des lésions.

Ce qu'il faut faire. — En présence d'une chambre pulpaire ouverte il faut éviter toutes manœuvres inutiles qui pourraient réveiller la douleur. Aussi faut-il conseiller de réduire au minimum les interventions avant destruction complète de l'élément nerveux sensible. On peut résumer la technique de début de la façon suivante :

a) *Nettoyage de la cavité à l'excavateur* (moins pénible) ou à la fraise mais avec une grande légèreté de main.

b) *Destruction chimique de la pulpe à l'acide arsénieux* (1). — Tremper une petite boulette de coton (ou de préférence d'amiante stérilisé par passage à la flamme) dans un liquide antiseptique ou analgésique (liquide de Bonnain), prendre quelques cristaux d'acide arsénieux et appliquer le coton au niveau de l'orifice de la chambre pulpaire. Cette manœuvre doit

(1) Il est possible de remplacer l'Ac. Arsénieux par un mélange Cobalt Cocaïne ; ce dernier produit semble donner moins de réaction chimique mais son action est plus lente.

être faite *sans lassement* car il pourrait en résulter une douleur persistante avec arthrite d'origine chimico mécanique. Ceci terminé, obturer sans compression et hermétiquement ; cela d'autant mieux que la carie est plus proche du bord gingival. En effet l'acide arsénieux fusant il pourrait en résulter des complications nécrotiques de gravité plus ou moins grande. A l'occasion de l'emploi de l'acide arsénieux on ne peut passer sous silence la recommandation de l'appliquer en très minime quantité et pendant quarante-huit heures au maximum afin d'éviter l'arthrite chimique assez fréquente. A cette crainte de complications péridentaires est due l'éclosion de diverses spécialités permettant l'emploi d'un produit tout préparé ; parmi ces dernières nous signalerons l'existence d'un coton arsénical qui est à recommander (Nerve Destroyer).

La destruction pulpaire chimique étant obtenue après une ou plusieurs applications du composé chimique il faut dans une autre séance procéder aux divers temps suivants la plupart déjà décrits à propos de la carie du second degré :

TRAITEMENT MÉCANIQUE ET CHIMIQUE :

a) *Nettoyage de la carie et de la chambre pulpaire* (1).

b) *Extension préventive.*

(1) Le nettoyage de la chambre pulpaire se fait avec une grosse fraise ronde sans insister par trop au fond afin d'éviter la perforation interradiculaire.

c) *Résection de l'émail.*

d) *Rétention de la cavité.*

Ces diverses opérations faites une question qui se pose est la suivante : Faut-il ou non traiter les canaux radiculaires ? Avant de donner notre opinion il sera admis suivant la théorie classique que ce traitement doit avoir lieu, aussi le décrirons-nous ici.

e) *Traitement des canaux radiculaires.* — Très fréquemment par suite de la destruction chimique incomplète des filets radiculaires, il faudra soit obtenir une analgésie immédiate par compression extemporanée de quelques cristaux de cocaïne dans la cavité, soit appliquer un pansement et remettre cette ablation à une autre séance. Comme pansement on ne saurait mieux conseiller que le mélange tricrésol-formol avec un peu d'acide arsénieux ou le rocklès 8 (le 4 dilué avec de l'alcool peut aussi bien servir). L'analgésie aussi complète que possible étant obtenue nous allons procéder à l'extraction des filets radiculaires.

1) *Recherche des canaux.* — Au moyen d'équarrissoirs, de sondes Donaldson ou de sondes rotatives de A. Petit procéder à la recherche méthodique des orifices canaliculaires en se rappelant les notions d'anatomie radiculaire. Pour opérer tenir les sondes de la main droite et éclairer le champ opératoire directement ou par réflexion dans le miroir.

2) *Extirpation radiculaire.* — Prendre un tire-nerf

(sonde barbelée) et l'introduire lentement en faisant un mouvement de vissage. Lorsque l'on sent une résistance suffisante, procéder par arrachement brusque. Recommencer cette manœuvre jusqu'à extirpation aussi complète que possible.

3) *Élargissement des canaux.* — Ici se pose cette question. Les uns préfèrent passer de suite à la désinfection chimique en mettant une petite mèche intra-canaliculaire imprégnée d'un des antiseptiques précités.

D'autres préfèrent procéder à l'élargissement chimique ou mécanique qui donne une désinfection précédant le nettoyage antiseptique. L'élargissement chimique se pratique au moyen d'une solution d'acide sulfurique à 40 % environ ; quant à l'élargissement mécanique il se fait avec des broches de Kerr ou des Beutellrocks suivis d'élargisseurs. Le traitement au moyen des Beutelrocks et élargisseurs doit être l'objet d'une grande prudence à cause de leur rupture facile ainsi que cela a été signalé à la description de ces instruments. Deux conseils importants : Donner à l'extrémité supérieure de la tige fine du Beutelrock un petit trait de lime afin d'amorcer la rupture en cas de résistance brusque imprévue, l'extraction sera facile. Ne jamais passer un seul numéro, l'élargissement progressif facilitant le bon résultat de l'opération.

4) *Désinfection chimique des canaux.* —Suivant

l'état bactériologique des canaux la durée de cette désinfection est variable. La technique est la suivante: Enrouler de fines mèches de coton sur un équarrissoir, les tremper dans de l'alcool pur ou de l'alcool phéniqué, terminer en laissant à demeure une mèche imprégné d'un des antiseptiques précités. Obturer et revoir deux à trois jours plus tard. (*Voir plus loin carie du 4e degré*).

5) *Obturation des canaux et de la chambre pulpaire.*— La désinfection mécanique et chimique terminée il faut procéder à l'obturation des canaux. Prendre un cône de gutta percha de calibre convenable, le désinfecter par immersion dans l'alcool ; faire une pâte eugénol-oxyde de zinc dans laquelle on ajoute des traces de trioxyméthylène ou ce qui est mieux du Créosoforme en poudre (Lambiotte) car ce dernier produit évite les petites poussées d'arthrite dues aux vapeurs de formol (1). Après isolement et assèchement complet de la dent introduire dans le ou les canaux des cônes de gutta recouverts de la pâte composée, ou fouler de la pâte avec les fouloirs à canaux (2). L'obturation des canaux terminée passer à celle de la chambre pulpaire qui se fait avec la même pâte dont on remplit le

---

(1) La formule du Dr P. Robin pour le traitement des canaux est la suivante : Trioxyméthylène, 1 partie ; Minium, 6 parties ; Oxyde de zinc, 8 parties.—Le Créosoforme s'emploie à plus forte dose que le Trioxyméthylène.

(2) Éviter une compression trop forte qui produirait une douleur immédiate et une arthrite mécanique.

reste de la cavité pulpo dentinaire car il faut la laisser durcir quelque temps avant de procéder à l'obturation définitive. Quelques jours après si aucune réaction n'a eu lieu enlever à la fraise l'excès de pâte, reformer la cavité rétentive et obturer suivant les indications.

Faut-il traiter méthodiquement tous les canaux radiculaires (1) ? En posant cette question l'on aborde une thèse qui a soulevé bien des polémiques qui ne sont pas terminées ; les uns sont partisans du traitement complet des canaux ainsi qu'il a été décrit précédemment, les autres se contentent d'une désinfection momification des canaux radiculaires. Ces derniers basent leur théorie sur les faits suivants : il est souvent impossible de trouver tout ou partie des canaux — leur nombre est irrégulier par conséquent beaucoup passent certainement inaperçus et cela sans inconvénient — il est impossible de désinfecter un canal le plus souvent à trajet irrégulier — le tissu vivant se défendant mieux qu'un corps inerte on évitera, en le laissant, les infections secondaires et en particulier l'infection focale dentaire assez courante au niveau des dents dévitalisées. Enfin, dernier argument ; les manœuvres

(1) Lorsque les canaux radiculaires ne sont pas traités avoir soin d'obturer la dent avec du ciment provisoire par-dessus chaque pansement afin d'éviter l'arthrite par compression.

intradentaires lorsque l'on ne touche pas aux canaux se limitent à un ou deux pansements de Rocklès 8 et 4; elles sont par conséquent d'une simplicité telle que l'on peut éviter les infections dues aux longues et pénibles manœuvres du traitement des canaux. Il est délicat de prendre parti entre ces deux théories adverses qui possèdent toutes deux leurs partisans convaincus. Prenant toujours une moyenne dans toutes ces idées opposées voilà ce qu'il nous semble devoir être conseillé :

En présence d'une carie du troisième degré avec persistance nette de la sensibilité de la chambre pulpaire et sans odeur nauséabonde (anaérobies) la désinfection momification chimique paraît indiquée. Il suffira donc, après avoir détruit chimiquement la pulpe, (Ac. arsénieux) de procéder à la désinfection avec le produit de choix qu'est le Rocklès 4 (on peut débuter par le 8 moins fort).Cette désinfection obtenue obturer la chambre à la pâte eugénol—oxyde de zinc—créosoforme sans s'occuper des canaux radiculaires. (Ce traitement s'adresse aux dents multiradiculaires car celui des monoradiculaires est si simple qu'il sera toujours complet). En présence d'une carie du troisième degré ou du quatrième degré (étudié au chapitre suivant) lorsqu'il y a grande destruction pulpaire avec infection putride le traitement méthodique, c'est-à-dire mécanique et chimique des canaux semble être une règle de conduite, dont il ne faut pas se départir à moins de risquer des complications désastreuses.

Carie du quatrième degré.

La carie du quatrième degré est celle dans laquelle la pulpe est totalement mortifiée avec infection d'un degré variable.

SYMPTOMES. *Subjectifs*. — Ils sont négatifs en dehors des complications infectieuses décrites plus loin.

Objectifs. — L'inspection montre une dent de teinte ardoisée ou bleutée. L'exploration à la sonde permet de pénétrer profondément sans provoquer de douleur. En outre l'odeur rapportée par l'instrument permet de constater dans la plupart des cas une infection à anaérobies.

CE QU'IL FAUT FAIRE.— Le traitement est soit radical et il consiste dans l'extraction dentaire, soit conservateur et il se confond avec celui décrit à la carie du troisième degré. L'extraction sera pratiquée surtout en présence de complications péridentaires et lorsqu'il s'agit d'individus appartenant à une classe sociale modeste car le traitement conservateur est long et aléatoire. Il est indispensable d'insister sur le traitement des canaux radiculaires, traitement qui doit être fait minutieusement et dont la durée sera réglée par la persistance de l'odeur spéciale. Ce traitement qui sera mécanique mais surtout chimique peut être fait avec des mèches imprégnées de tricrésol formol ou de Rocklès 4. On peut également employer la méthode du Dr Siffre (nettoyage et désinfection au moyen de mèches montées sur des équarissoirs en cuivre et imprégnées d'acide sulfurique du commerce).

Dents mortes.

Cet accident est décrit à la suite de la carie du quatrième degré car il présente avec elle une grande analogie de lésions intradentaires. En effet la dent morte est due à une nécrose pulpaire sans carie dentaire. Cette nécrose primitivement aseptique dépend d'une interruption de l'apport circulatoire de la dent avec les mêmes complications que celles de la carie dentaire du quatrième degré.

SYMPTOMES. — Les subjectifs sont négatifs dans les cas simples quant aux objectifs ils se résument en : changement de teinte de la dent à l'examen direct et à la diaphanoscopie ; insensibilité au froid ou à la chaleur. La plupart du temps le sujet a son attention attirée par l'apparition d'une fistule gingivale d'origine dentaire.

TRAITEMENT. — Il est analogue à celui de la carie du quatrième degré, souvent on peut essayer de procéder à la décoloration de la dent avant obturation définitive, ceci dans un but esthétique. Les procédés sont nombreux et par le fait les résultats aléatoires c'est pourquoi il faut les laisser entre les mains du spécialiste qui a le droit de ne pas toujours réussir. (Nous ne parlerons pas du curettage osseux et de la résection apicale, ce sont des interventions de spécialité).

Recherche de la chambre pulpaire.

Dans la plupart des cas les lésions dentaires amènent le praticien à la chambre pulpaire fermée ou ouverte ; mais il en existe quelques-uns où se pose la nécessité de dévitaliser une dent et cela sans que la carie conduise directement vers la chambre pulpaire. En quelques mots ces cas sont : la mortification pulpaire sans carie, les lésions du collet et les nécessités prothétiques. Comment procéder à la dévitalisation ? Pour cela employer la voie la plus directe qui permet la visibilité. Aborder la chambre par le centre de la face triturante pour les molaires et prémolaires, par la partie centrale de la face palatolinguale pour les incisives et canines (1). Une recommandation : la cham-

(1) Pour attaquer l'émail intact il faut se servir d'une ancienne fraise à fissures dont on casse un peu l'extrémité, le travail est plus rapide et l'économie notable.

bre pulpaire des prémolaires est souvent atteinte sans que l'on s'en aperçoive, aussi arrivé à une certaine profondeur sonder avec un équarrissoir le fond de la cavité afin de voir si l'on n'est pas arrivé au point désiré ; il n'en est pas de même pour les autres dents, la chute du plafond de la chambre donnant lieu à un petit choc très spécial qui signale que le but est atteint.

QUELQUES CONSEILS. — L'utilisation de l'acide arsénieux occasionne quelquefois de l'arthrite chimique, de même la compression sur une chambre pulpaire ouverte produit de l'arthrite mécanique. Ces lésions sont aseptiques et demandent le même traitement : pansement à l'alcool et fermeture hermétique au ciment. En quelques jours tout rentre dans l'ordre.

Un autre incident qui peut arriver au cours du traitement de la carie est la perforation de la dent soit au fond de la chambre pulpaire, soit au niveau des racines (fausse route d'un Beutelrock). Ne pas s'en inquiéter particulièrement. Procéder à quelques pansements à l'alcool puis mettre une pâte à l'engénate de zinc et surveiller la dent quelques mois avant de faire l'obturation définitive. Lorsqu'une obturation est faite sur une face proximale avoir bien soin d'éviter le tassement du produit dans l'espace gingival interdentaire, il en résulterait des douleurs persistantes dont la cause pourrait passer inaperçue (1).

Caries du collet.

Il semble indispensable d'annexer un petit chapitre traitant cette question si courante en clientèle et si désagréable à soigner. En présence d'une carie du collet même de minime importance le praticien est toujours hésitant car il s'agit de lésions étendues, peu profondes mais extrêmement sensibles. Voici comment nous résolvons la question :

Il s'agit de clients aisés tenant à conserver leur dentition 1 deux solutions : le traitement médical par cautérisations journalières, au nitrate d'argent à 1/10 et le traitement chirurgical qui consiste en : dévitalisation de la dent, soins de la carie et coiffage par couronne d'or.

Il s'agit de clients modestes : les lésions sont profondes il n'y a qu'une ressource l'extraction, les lésions sont superficielles alors leur faire appliquer le traitement médical qui peut leur permettre une conservation assez prolongée ; dans la suite on recourera à l'extraction.

(1) Les dents dévitalisées et obturées sont quelquefois le siège de sensibilité au chaud et au froid. Ces phénomènes sont passagers et ne donnent lieu à aucun accident.

LES COMPLICATIONS

COMPLICATIONS INFECTIEUSES

Les complications infectieuses dues à la nécrose et infection de la pulpe sont locales ou à distance. Les premières comprennent l'arthrite aiguë alvéolo dentaire et la fistule dentaire ; les secondes qui ne seront pas décrites comprennent les sinusites, les troubles oculaires, les septicémies lymphatiques ou veineuses allant de l'adénite jusqu'à la septicémie générale à terminaison fatale.

Arthrite aiguë alvéolo dentaire.

SYMPTOMES. *Subjectifs.* — Douleur spontanée et provoquée par la mastication ; gravative et pulsatile elle est d'intensité variable suivant le degré d'inflammation et siège au niveau de l'apex. Sensation d'allongement de la dent qui vient se marteler douloureusement sur l'antagoniste. Elévation notable de la température locale et centrale.

Objectifs. — A l'inspection au début zone rouge foncé au niveau de l'apex intéressé ; plus tard tuméfaction qui constitue l'abcès dentaire bien connu. A la palpation douleur très aiguë.

CE QU'IL FAUT FAIRE. — Si possible commencer par ouvrir la dent infectée puis élargir jusqu'à l'apex que l'on dépassera le ou les canaux ; ce qui ouvre souvent une voie de dérivation au pus. En cas d'infection minime quelques pointes de feu sur la gencive calment souvent la douleur. En cas d'abcès inciser dès que le pus est assez collecté pour que le malade se rende compte de l'utilité du traitement. Nous n'insisterons pas sur le traitement local dit décongestionnant qui a au moins pour lui l'avantage d'occuper le malade, quant au traitement calmant général il est connu de tout médecin.

Posons des indications. — Il s'agit d'un client de situation modeste ! Dans ce cas le plus souvent il y a avantage à extraire la dent. Cependant il faut conseiller la prudence car les douleurs persistent même après l'extraction, en outre la dent étant très infectée on risque, en ouvrant de nouvelles voies à l'infection, de voir éclater une septicémie plus ou moins grave. Il s'agit d'un client de situation aisée ! Lui expliquer que l'on peut tenter la conservation en désobturant la dent, en la traitant complètement et enfin si nécessaire en préparant une voie d'élimination au pus par fraisage d'un trajet apicovestibulaire à travers la paroi osseuse. Ces manœuvres sont douloureuses et l'anesthésie locale très difficile ; il faut ou recourir à l'anesthésie régionale ou avoir à faire à un sujet très résistant.

De l'arthrite aiguë à la fistule dentaire qui sera décrite plus loin il existe un grand nombre de formes subaiguës ou chroniques qui ne sont qu'une question d'importance dans les symptômes ; aussi nous contenterons-nous de terminer par la fistule dentaire ; ces questions étant le plus souvent de pratique médicale courante.

Fistules dentaires.

A noter de suite que les fistules dentaires peuvent ne pas appartenir aux dents au niveau desquelles elles siègent. Elles sont le plus souvent gingivales mais il y en a de cutanées.

Symptômes. — Les symptômes subjectifs sont très réduits, d'autant que les fistules dentaires succèdent généralement à une gangrène pulpaire souvent sans carie dentaire ou à une arthrite subaiguë chronique. Les symptômes objectifs sont simples et le stylet permet le plus souvent de trouver quelle est la dent cause de la fistule (en cas de nécessité employer la radiographie).

TRAITEMENT. — Traitement mécanique et chimique de la dent comme dans la carie du troisième degré en insistant sur l'élargissement des canaux. Irrigations iodées-créosotées, alcoolisées ou à l'eau oxygénée, la voie de retour se faisant par la fistule. Pansements au Rocklès ou au mélange à parties égales ; tricrésol formol. En cas d'insuccès il faut pratiquer la résection de l'apex avec curettage alvéolo radiculaire. Cette opération est basée sur le même principe que le curettage osseux, elle ne sera donc pas décrite.

Affections dyscrasiques
(Pyorrhée alvéolo dentaire).

La pyorrhée alvéolo dentaire ou polyarthrite alvéolo dentaire chronique ou gingivite expulsive est caractérisée par une suppuration à début gingival avec envahissement progressif du ligament alvéolo dentaire. Cette destruction du ligament aboutit à l'expulsion de la dent après une période de mobilisation de durée souvent très longue. (A noter que cette affection siège toujours sur plusieurs dents).

CAUSES DE LA POLYARTHRITE ALVÉOLO DENTAIRE.— Elles sont nombreuses et peuvent se résumer en : causes mécaniques (le tartre, les malpositions dentaires, la résorption alvéolaire sénile etc.); causes bactériologiques (infections microbiennes nombreuses et variées); causes générales (diathèse arthritique).

SYMPTOMES. — Au début la polyarthrite présente souvent un certain nombre de signes désignés par Frey sous le nom de petits signes de la polyarthrite : sensation d'agacement des dents, sensation de corps étranger interdentaire, saignotement fréquent des gencives surtout lors du brossage des dents. A la période d'état on voit l'existence d'un bourrelet gingivo dentaire décollé et à liseré violacé ; la dent est recouverte de tartre. A la palpation du pus sort des régions alvéolo dentaires et on constate la mobilité des dents. L'odeur fade du début est souvent remplacée par une odeur un peu fétide.

CE QU'IL FAUT FAIRE.

A. — TRAITEMENT MÉCANIQUE. — *Ablation du tartre ou nettoyage des dents.* — Les instruments à employer sont au nombre de quatre et figurent dans la nomenclature des instruments ; trois sont destinés aux faces vestibulaires et linguales, le quatrième en forme de faucille est utilisé pour l'espace interdentaire (voir figure 21 et 21 *bis*).

Manuel opératoire. — Il est indispensable de procéder méthodiquement dent par dent afin de n'en pas oublier ; l'instrument à employer sera celui à la main de l'opérateur et la technique consiste à insinuer sa pointe sous le collet et à la ramener d'un coup sec vers le bord incisif de la dent. Il est souvent utile de maintenir la dent en cas d'ébranlement trop marqué car il serait facile d'obtenir une extraction d'autant plus intempestive que ces malades tiennent particulièrement à des dents qu'ils savent condamnées. Ce temps terminé, au moyen de brossettes pinceaux ou rondes montées sur le tour, appliquer un mélange épais de ponce pulvérisée et de glycérine ce qui fait disparaître les portions rugueuses qui favoriseraient l'apparition rapide de nouveaux dépôts. Recommander pendant quelques jours des lavages de bouche antiseptiques et si cette ablation mécanique n'est pas suivie d'un traitement chimique appliquer sur le bord gingival une couche de teinture d'iode. Le nettoyage du cément au moyen des instruments de Younger ne sera pas décrit ici, du reste ce traitement doit demeurer entre les mains du stomatologiste car il est long et délicat.

B. — TRAITEMENT CHIMIQUE. — Après le traitement mécanique il est bon d'appliquer sur le bord gingival un caustique qui non seulement servira de désinfectant mais détruira les tissus dégénérés. On peut employer suivant ses idées personnelles, car chacun des produits cités à ses partisans, le chlorure de zinc à 10 %, l'acide trichloracétique cristallisé, l'acide sulfurique pur. Dans tous les cas il faudra avec du bicarbonate de soude neutraliser l'action de l'acide avant de renvoyer le sujet.

C. — Traitement bactériologique. — Comme toute affection récidivante et décevante dans son traitement la polyarthrite chronique a vu ce traitement passer par diverses phases suivant les idées en cours. La dernière veut voir surtout dans cette affection une infection microbienne, aussi a-t-elle amené un traitement microbicide. Il suffira de signaler le traitement local ou sous-cutané par les composés arsénicaux et celui plus récent par les auto-vaccins. (A signaler d'autres traitements : celui par les rayons ultra violets et celui par immobilisation des dents malades au moyen d'appareils prothétiques). Qu'il nous soit permis de noter que dans la plupart des cas il existe une malposition dentaire qui relève de l'orthodontie ; peut-être lorsque les parents mieux instruits feront soigner leurs enfants pour les malpositions dentaires verrons-nous diminuer le nombre des pyorrheiques (I).

(I) En résumé le traitement de la pyorrhée peut se régler ainsi : Détartrage. Cautérisations bi-hebdomadaires à l'Ac. Sulfurique et par le malade attouchements bi-quotidiens d'une solution : Novarsénobenzol, 8. Résorcine, 4. Eau 20. Glycérine, 68.

Accidents de la dentition.

Les accidents de la dentition comprennent ceux de la première enfance, ils sont du reste très rares, et ceux de l'éruption de la dent de sagesse. Tous deux sont dus à des accidents infectieux occasionnés par la rupture incomplète de la muqueuse qui laisse un bourrelet gingival formant clapier rétentif (fig. 29).

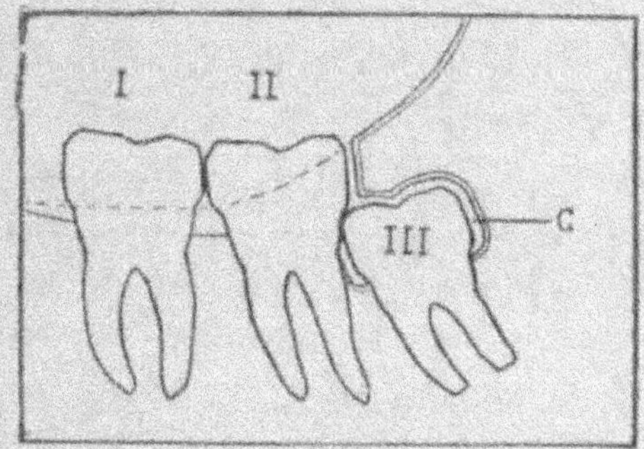

Fig. 29. — Schéma montrant l'éruption de la Dent de Sagesse et la formation du bourrelet gingival avec clapier rétentif (c) (d'après Capdepont).

Les accidents de la première enfance sont toujours exagérés et l'éruption dentaire sert fréquemment dans la pathogénie populaire pour expliquer des affections d'autres causes. Ils ne nécessitent en général pas l'intervention du médecin si ce n'est pour la prescription d'un traitement à action morale sur les parents. Les accidents de la dent de sagesse sont plus fréquents et leur symptomatologie est simple, il suffit d'y penser pour faire le diagnostic, d'autant plus que le malade attire l'attention sur les complications à distance (adénites, ostéo-périostite maxillaire, etc.) sans tenir compte de la lésion locale.

CE QU'IL FAUT FAIRE. — Le traitement à employer, et il réussit dans presque tous les cas, est la désinfection cautérisation du bourrelet gingival. Appliquer délicatement, car les tissus enflammés sont douloureux, un peu de solution analgésique forte (liquide de Bonnain) ; puis après attente de quelques minutes glisser sous le bourrelet gingival au moyen d'une spatule de bois ou d'or, un peu d'acide sulfurique pur. On peut également se servir de chlorure de zinc à 10 % ou d'acide trichloroacétique. Ces cautérisations sont à renouveler plus ou moins souvent et jusqu'à destruction du capuchon muqueux. Dans le cas extrêmement rare où ce traitement ne suffirait pas il faudrait recourir à l'extraction de la dent de sagesse ; il s'agit d'une intervention pénible pour le praticien et pour le client ; sa technique en sera réglée lors de la description des avulsions dentaires (1).

(1) Lorsque l'on désire obtenir un résultat plus rapide on peut, après anesthésie locale, enlever le bourrelet muqueux soit au bistouri soit au moyen de cautérisations ignées.

DEUXIÈME PARTIE

PARTIE TECHNIQUE

EXTRACTION DES DENTS

INSTRUMENTS POUR LES EXTRACTIONS

Avant de décrire la technique des extractions et de l'anesthésie locale nous passerons en revue les instruments nécessaires :

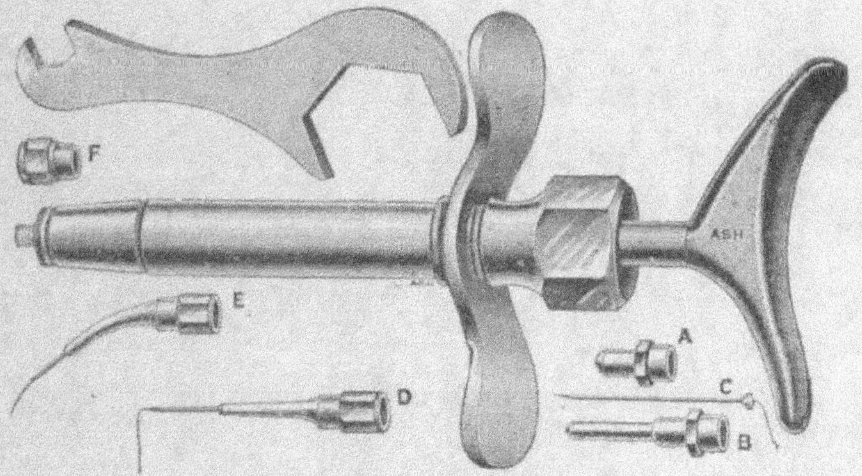

Fig. 30. — Seringue à anesthésie locale.

SERINGUE A ANESTHÉSIE (fig. 30). — Basées sur le même principe les seringues dentaires de toutes marques sont formées : d'un corps de pompe métallique très épais avec deux oreilles permettant une forte

prise ; d'un piston en métal et d'un embout porte-
aiguille. Le type d'embout le plus pratique est le
système Yutil comprenant un écrou à oreilles et une
partie qui se visse à l'intérieur de l'écrou. Les aiguilles
s'introduisent dans l'intérieur de l'embout et s'enlèvent facilement. Les seringues doivent posséder des

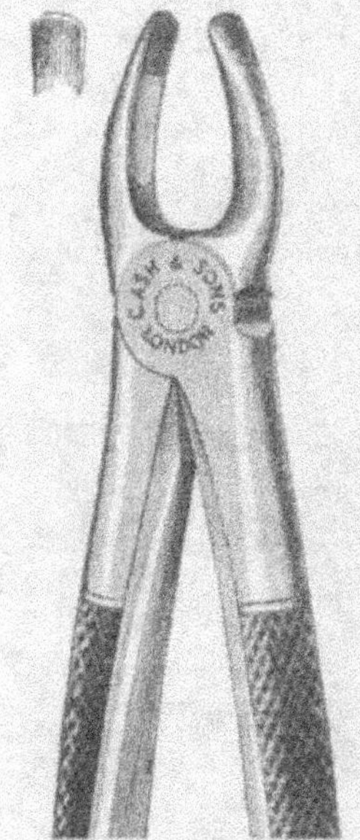

Fig. 31. — Davier pour incisives et canines du haut.

joints en amiante ce qui permet de les faire bouillir
sans altération. En outre elles peuvent être placées
dans un porte-seringue en verre afin d'obtenir une
stérilisation continue.

Les daviers. — Neuf daviers sont nécessaires (un supplémentaire est souvent très utile, c'est le davier dit universel qui s'adapte à la plupart des dents et qui peut rendre des services en cas d'insuffisance des autres).

Un davier pour incisives et canines du haut (fig. 31).

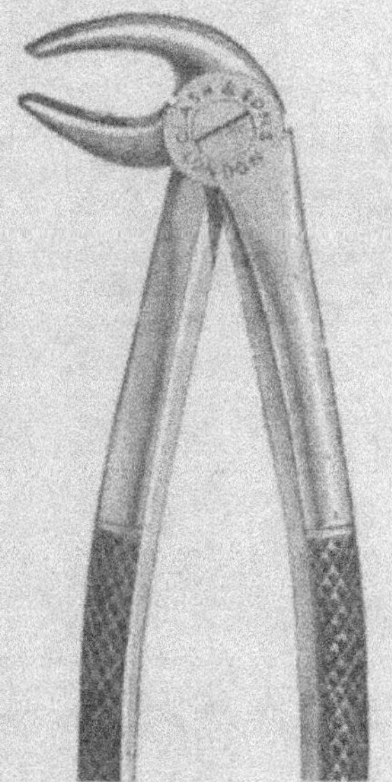

Fig. 32. — Davier pour dents de bouche du bas.

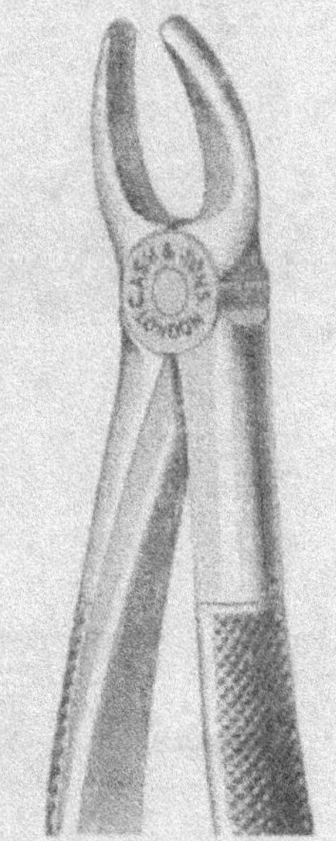

Fig. 33. — Davier pour prémolaires du haut (peut être remplacé par le davier à incisives).

Un davier pour incisives, canines et prémolaires du bas (fig. 32).

Un davier pour prémolaires du haut (fig. 33).

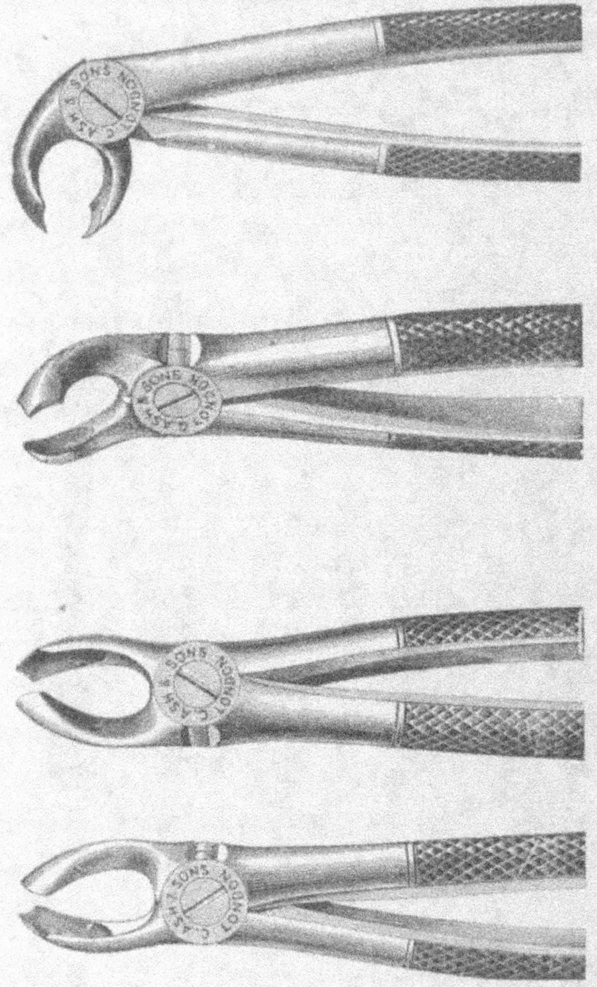

Fig. 34. — Daviers pour grosses molaires du haut. Fig. 35. — Daviers pour grosses molaires du bas (À droite le bec de faucon.)

Deux daviers pour grosses molaires du haut (fig. 34) (un droit et un gauche).

Deux daviers pour grosses molaires du bas (fig. 35) (l'un est dit bec de faucon).

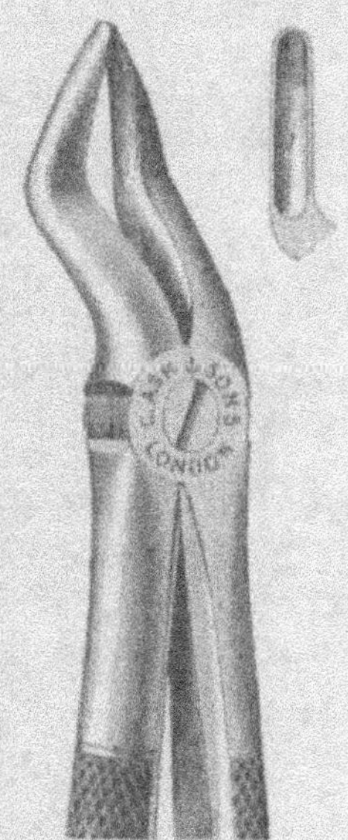

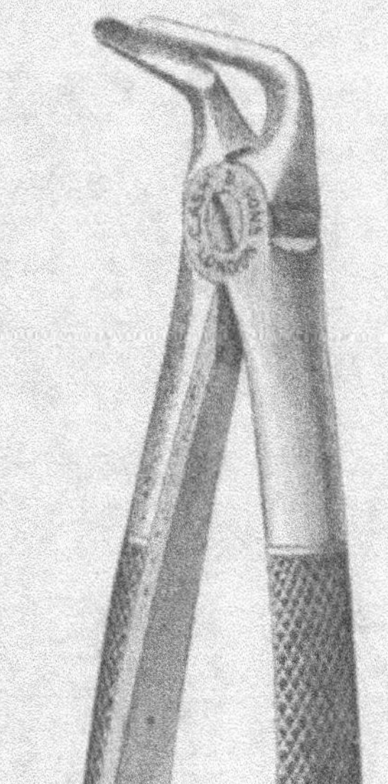

Fig. 36. — Davier à racines du haut.

Fig. 37. — Davier à racines du bas.

Un davier à racines du haut dit davier baïonnette (fig. 36).

Un davier à racines du bas (fig. 37).

LES SYNDESMOTOMES ET ÉLÉVATEURS. — *Les syndesmotomes* sont des lancettes minces, coupantes et pointues destinées à pénétrer dans le ligament alvéolo-dentaire et à le sectionner.

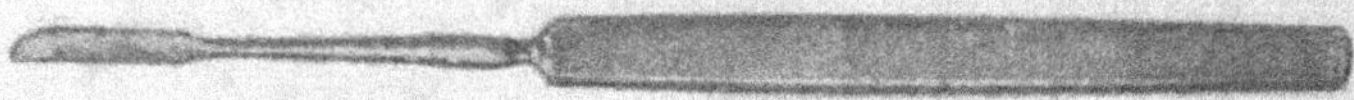

Fig. 38. — Syndesmotome droit
(à employer pour le maxillaire supérieur).

Fig. 39. — Syndesmotome coudé
(à employer pour le maxillaire inférieur).

Deux syndesmotomes sont nécessaires : un pour le haut (fig. 38) et un pour le bas (fig. 39).

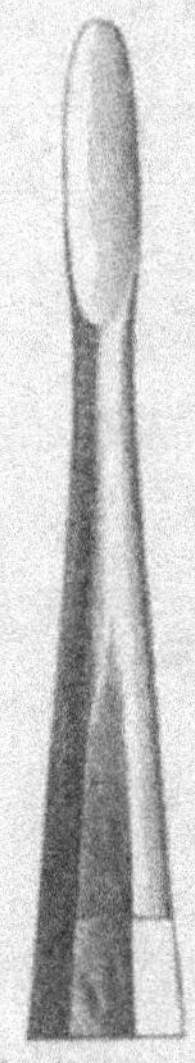

Fig. 40. — L'élévateur droit (pour le maxillaire supérieur).

Les *Élévateurs* sont des lames aplaties et coupantes

à leur extrémité, reliées au manche par une tige métal-

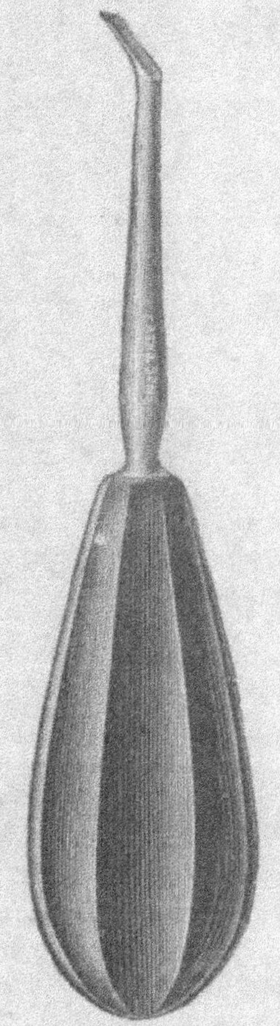

Fig. 41. — Le Pied de Biche.

lique. Les élévateurs sont destinés à s'insinuer au

niveau du ligament alvéolo-dentaire et à expulser la dent par énucléation. Leur manœuvre est analogue à

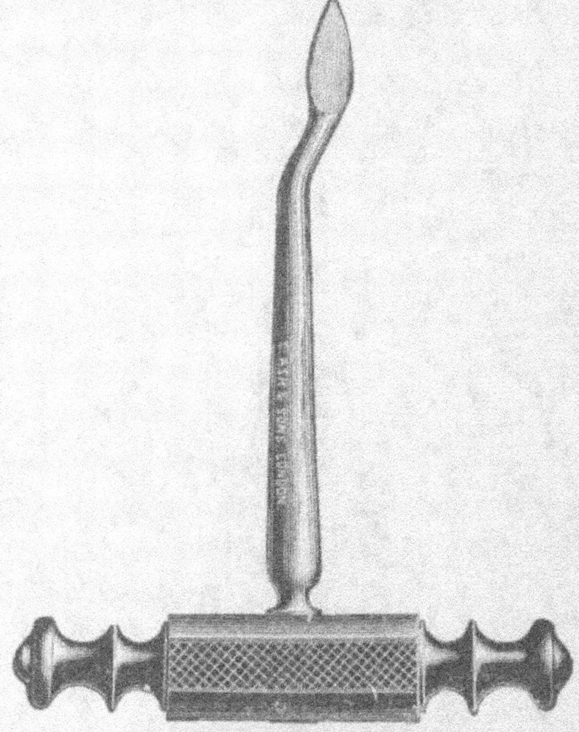

Fig. 42. — La langue de Carpe.

celle des syndesmotomes mais ils sont plus gros. Il faut disposer de :

L'élévateur droit pour le maxillaire supérieur (fig. 40).

Le pied de biche pour le maxillaire inférieur (fig. 41).

La langue de carpe pour l'extraction de la dent de sagesse (fig. 42).

ANESTHÉSIES POUR LES EXTRACTIONS

L'anesthésie peut être générale, et dans ce cas elle rentre dans le cadre de la médecine, ou elle peut être locale ou régionale. Seules ces deux formes d'anesthésie seront décrites en ce qui concerne leurs particularités au point de vue dentaire.

Anesthésie locale. — LA SOLUTION. — Actuellement un seul produit est utilisé ; c'est la novocaïne adrénaline. Il en existe couramment deux dosages, celui à 2 % et celui à 5 %. Il est classique d'indiquer le dosage à 2 % comme le plus courant pour les extractions. Pour notre compte désirant avant tout que le malade n'ait aucune douleur, d'autre part étant donné la quantité infinitésimale employée nous conseillons la solution à 5 %.

TECHNIQUE. — Deux injections : La première *intragingivale*, analogue à l'injection intradermique de l'analgésie locale à la Reclus. Elle consiste à infiltrer la gencive autour de la dent à extraire. La seconde *intraligamentaire* constitue un temps particulier dans l'anesthésie dentaire. Glisser avec la pointe de l'aiguille entre la paroi externe de la dent et la paroi interne de l'alvéole, pénétrer le plus profondément possible, cela est facile après infiltration gingivale, et injecter avec un peu de pression car les tissus sont inextensibles (1). Une injection intraligamentaire sur la face vestibulaire ou sur la face linguopalatine est suffisante ; en principe il est préférable d'en faire deux ; le succès analgésique est plus sûr et cela seul a de l'importance car un « médecin qui ne fait pas mal » est absous d'avance. Patienter au moins cinq minutes et commencer les manœuvres d'extraction.

Anesthésie régionale. — SES INDICATIONS. — D'emploi relativement rare surtout lorsqu'il s'agit du maxillaire supérieur elle est plus fréquente pour le maxillaire inférieur dont la principale indication est l'extraction de la dent de sagesse au cours des accidents aigus. Tout médecin sait qu'une anesthésie locale pratiquée dans des tissus enflammés donne des résultats très aléatoires (2) et comme l'extraction de la troisième grosse molaire est souvent une véritable opération il est indispensable d'avoir une analgésie

(1) Ne pas injecter avec une trop forte pression car il en résulterait des douleurs alvéolaires post-opératoires qui sont pénibles par leur persistance.

(2) Un produit nouveau le « Nikétol » donnerait des résultats intéressants en cas d'anesthésie dans des tissus enflammés.

presque complète. Actuellement l'anesthésie régionale doit remplacer l'anesthésie générale qui nécessite un déploiement médical important et des aléas minimes mais qui n'en existent pas moins. A ce sujet il est utile de conseiller au médecin d'être toujours assisté d'un confrère pour pratiquer l'anesthésie générale cela n'atteindra pas son prestige et lui évitera souvent bien des ennuis retentissants.

ANESTHÉSIE RÉGIONALE DU MAXILLAIRE SUPÉRIEUR. — La seule voie d'abord pratiquée est la voie orbito-sous-malaire.

Instruments. — Une seringue de 10 centimètres cubes (genre seringue de Pauchet) remplie d'une solution de 1 à 2 °/₀ au maximum (avec ou sans adrénaline). Etant donné la difficulté de repérage il vaut mieux inonder le champ avec une solution faible qui en diffusant touchera le nerf, que d'employer une solution forte en petite quantité ; les résultats sont plus sûrs.

Technique opératoire. — Employer une aiguille de 8 à 9 centimètres. Piquer perpendiculairement la peau au-dessous du malaire au niveau de son union avec l'apophyse orbitaire externe. Obtenir le contact osseux. A ce moment rabattre la seringue vers la bouche et tout en gardant le contact osseux pousser lentement en arrière et en haut en injectant un peu de liquide.

Lorsque l'aiguille aura pénétré d'environ 6 centimètres injecter tout le liquide sans attendre la classique douleur en éclair que tout le monde décrit et que bien peu ont vue. Il faut attendre un quart d'heure au moins avant de commencer l'extraction; ce temps est du reste variable suivant l'habileté opératoire.

Inconvénients. — Quelques petits inconvénients peuvent succéder à cette anesthésie, la plupart sont sans gravité ; le plus désagréable est une sorte d'œdème phlegmoneux avec tension des tissus et douleurs lancinantes qui persistent quelques jours, donnant beaucoup de tracas mais disparaissant spontanément avec un traitement antiphlogistique.

ANESTHÉSIE RÉGIONALE DU MAXILLAIRE INFÉRIEUR (1). — Il s'agit d'un procédé appelé à rendre de grands services dans la pratique stomatologique car il est presque indispensable pour l'extraction de la dent de sagesse au cours d'accidents aigus. Le cas est assez courant pour que la technique mérite une description détaillée ; aussi insisterons-nous un peu, bien que tous les manuels d'anesthésie régionale soient très complets sur cette question. Instruments et liquide sont semblables à ceux décrits pour l'anesthésie du maxillaire supérieur.

(1) L'anesthésie au trou ovale n'étant pas de pratique courante elle ne sera pas décrite.

Technique opératoire (fig. 43). — Dans la bouche repérer le bord interne de la branche montante du maxillaire inférieur, piquer alors à un centimètre au-dessus de la face triturante de la deuxième grosse

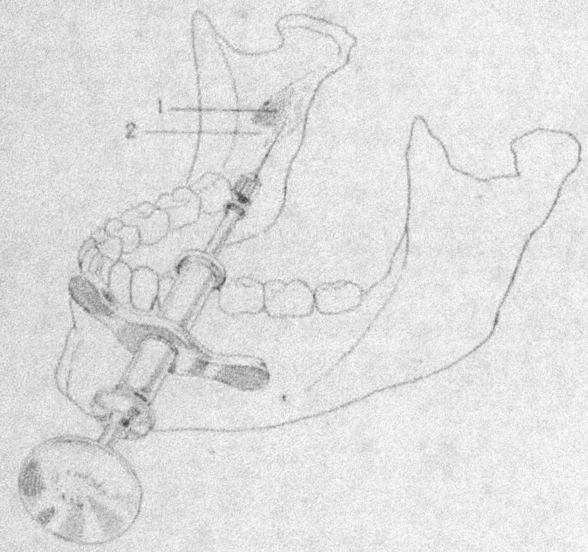

Fig. 43. — Anesthésie du nerf maxillaire inférieur au niveau de l'épine de Spix (1er temps) d'après Friteau).

1. Orifice dentaire externe. — 2. L'aiguille est au contact du nerf,

molaire, le talon de la seringue se trouvant du côté opposé à celui anesthésié. Obtenir le contact osseux sur ce bord interne, ramener légèrement la seringue vers le côté anesthésié, glisser la pointe sur la face interne du maxillaire sur une profondeur de deux cenlimètres environ ; on est à proximité de l'épine de Spix. Injecter 5 à 10 centimètres cubes.

Dans certains cas les accidents de la dent de sagesse qui sont l'indication la plus courante de l'anesthésie du nerf dentaire inférieur s'accompagnent d'un trismus très marqué ne permettant ni les manœuvres d'anesthésie ni celles d'extraction. Il n'est cependant pas indispensable de recourir à l'anesthésie générale, il suffira d'obtenir au préalable la résolution du trismus par anesthésie des nerfs temporo-massétérins. Voici comment : en avant du condyle du maxillaire et au ras du zygoma enfoncer une aiguille à la profondeur de 20 à 25 millimètres tout en injectant peu à peu le contenu d'une seringue de 10 centimètres cubes. Après quelques minutes d'attente le trismus cède et l'injection intrabuccale est possible.

LES EXTRACTIONS

Technique opératoire générale. — Le patient étant placé sur le fauteuil d'opération, il sera surélevé et penché un peu en arrière pour les dents du maxillaire supérieur, au contraire il sera placé bas et droit pour celles du maxillaire inférieur. La place de l'opérateur est comme toujours à droite ou en avant (il s'agit d'un droitier) de façon à ne pas

masquer la lumière qui doit éclairer le champ opératoire.

1er Temps ; Syndesmotomie. — Avant d'utiliser
l'instrument il faut protéger la gencive avec deux

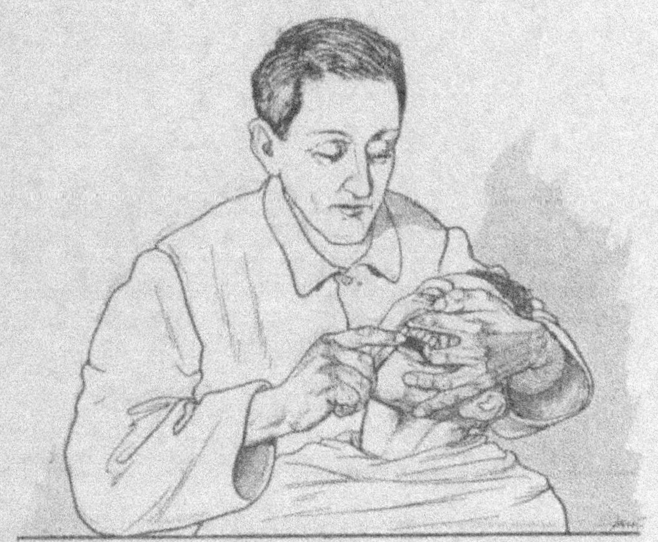

Fig. 44. — Position de l'opérateur et du patient pour l'emploi du
syndesmotome droit ou de l'élévateur (côté droit). Du côté gauche
l'opérateur peut se placer devant le sujet.

doigts de la main gauche pinçant la racine à travers le
maxillaire (fig. 44). Le syndesmotome droit ou courbe
étant pris à pleine main, *l'index limitant la pénétration à un centimètre de l'extrémité*, l'insinuer dans le
ligament alvéolo-dentaire en lui faisant exécuter des

mouvements de latéralité suivant l'axe transversal de l'alvéole. Il faut obtenir ainsi une section aussi profonde et aussi complète que possible du dit ligament ce qui facilite notablement l'extraction.

2ᵉ Temps : Application du davier. — « Le davier est pris à pleine main, les doigts étant rabattus sur les branches, le pouce placé entre elles près de la char-

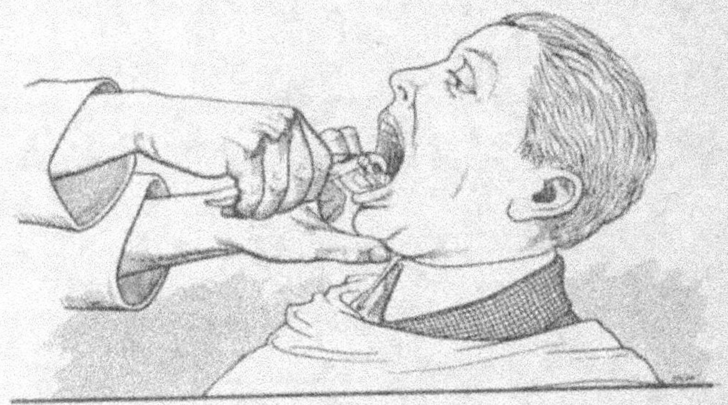

Fig. 45. — Extraction d'une dent inférieure gauche. Position opératoire (remarquer que le maxillaire est soutenu par la main non opérante).

nière, afin de modérer la pression. » Saisir la dent, d'abord sans serrer en ayant soin d'observer si les mors du davier ont *une direction parallèle au grand axe de la dent*, puis enfoncer la pointe du davier sous la gencive de façon à atteindre le collet et même au-dessus surtout lorsque la couronne est très friable, serrer alors plus fortement mais sans écraser ni couper la dent et commencer les manœuvres de luxation. Avant de pratiquer ces mouvements il faut, surtout lorsqu'il s'agit du maxillaire inférieur, soutenir avec l'autre main la portion osseuse qui pourrait être mobilisée en même temps au cours de ces manœuvres de force (fig. 45 et 46).

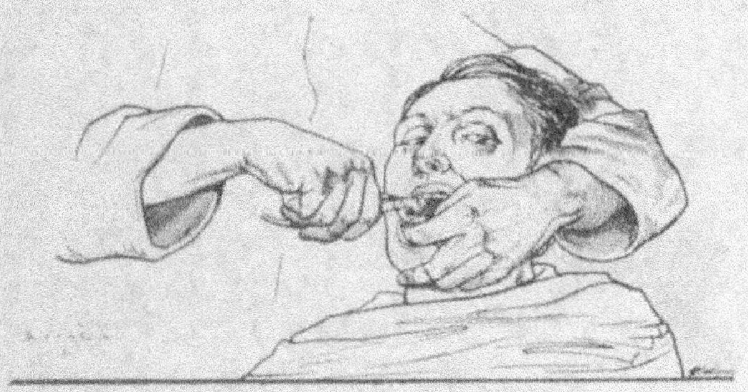

Fig. 45. — Extraction d'une dent inférieure droite. Position de l'opérateur et de l'opéré.

3e TEMPS : LUXATION. — Ce temps a pour but de compléter l'ébranlement de la dent soit au moyen de mouvements de rotation (dents uniradiculaires) soit pour les dents pluriradiculaires au moyen de mouvements de latéralité (va-et-vient ou traction continue en dehors). L'un et l'autre de ces mouvements peuvent être employés suivant les facilités opératoires qu'ils présentent dans un cas donné.

4ᵉ Temps : Avulsion. — La dent doit être plutôt cueillie dans son alvéole qu'extraite, ce terme impliquant une notion de force. En effet par les manœuvres précédentes la dent doit être totalement luxée et ne plus tenir que par quelques fibres distendues, il suffira donc d'une légère traction pour l'enlever. Ce dernier temps opératoire ne doit être pratiqué que lorsque la luxation est complète car la rupture brusque d'un ligament peu déchiré pourrait occasionner un choc imprévu avec fracture des dents antagonistes.

TECHNIQUE OPÉRATOIRE SUIVANT CHAQUE CAS

Incisives et canines supérieures (fig. 47).— Employer le davier droit, l'insinuer, un mors en avant, l'autre en arrière, et cela très haut sous la gencive. Suivant certains auteurs employer de préférence des mouvements de rotation, suivant d'autres des mouvements d'avant en arrière ; en réalité pratiquer selon ses préférences personnelles la fin justifiant les moyens. Prendre garde au moment de la traction afin d'éviter un choc contre les antagonistes inférieures

Prémolaires supérieures (fig. 48). — Employer le davier légèrement coudé et qui sert à droite et à gauche, les deux mors sont égaux et se terminent par une partie excavée semblablement. Les manœuvres

consistent surtout en mouvements de va-et-vient de
dehors en dedans ; on peut également comme pour
toutes les autres extractions procéder par une luxa-

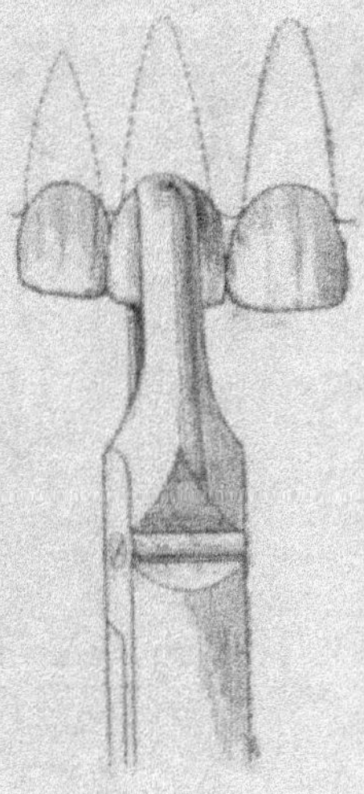

Fig. 47. — Prise correcte avec le davier droit
(Les mors sont dirigés dans l'axe radiculaire).

tion continue en dehors ; cette dernière manœuvre
exige plus de force et présente plus de risques de fracture intraalvéolaire aussi ne saurait-on la conseiller.

MOLAIRES SUPÉRIEURES. — Les daviers pour
molaires supérieures varient suivant qu'il s'agit du
côté droit ou du côté gauche. Il faut employer celui
qui, ayant la concavité de ses mors en avant, présente
à la face vestibulaire le mors à pointe aiguë, cette

pointe étant destinée à pénétrer entre les deux racines vestibulaires. La dent de sagesse supérieure ne nécessite pas une technique spéciale, souvent on utilise

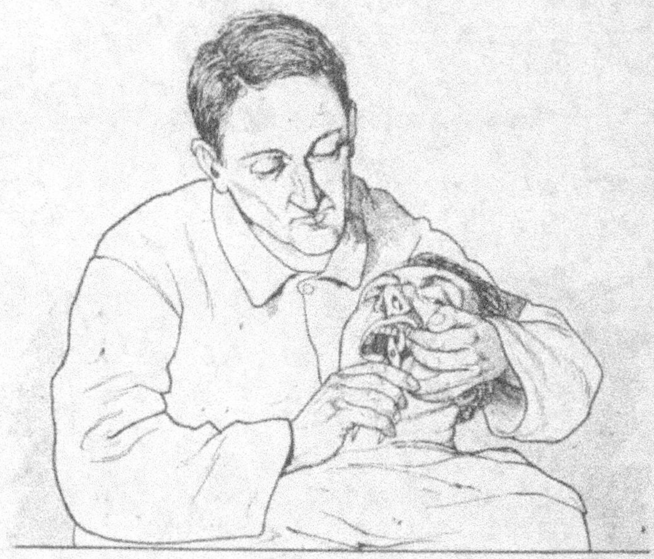

Fig. 48. — Extraction d'une prémolaire ou molaire supérieures gauches d'après la technique de Réal. En pratique on peut également se placer devant le sujet comme dans l'extraction des dents supérieures droites.

avantageusement un davier à courbure et à mors plus longs mais cela n'est pas indispensable.

Incisives, canines et prémolaires inférieures (voir fig. 45). — Le même davier peut servir pour ces trois types de dents, il s'agit d'un instrument coudé sur le champ, à angle presque droit (davier bec de faucon). Dans ce genre d'extractions il faut obtenir une luxation complète de la dent et éviter une traction en haut sans protéger avec le pouce la face supérieure du davier. En effet les mouvements sont mal assurés avec tendance à se diriger en arrière et une rupture brusque du ligament occasionnerait presque fatalement un choc contre l'arcade supérieure. — Il existe un autre type de davier, il est moins pratique et ne peut s'employer que pour les prémolaires ; il peut du reste souvent être remplacé par le davier à molaires qui est de construction analogue.

MOLAIRES INFÉRIEURES (voir fig. 46). — Ici on conseille deux types de daviers l'un bec de faucon analogue au précédent mais plus robuste et avec les deux branches à extrémité centrale pointue ; l'autre courbé sur le plat permet des mouvements de latéralité vestibulo-linguaux. L'un et l'autre peuvent être employés soit alternativement soit indépendamment. Leur manœuvre est analogue à celle des autres daviers.

DENT DE SAGESSE INFÉRIEURE. — Cette dent dont l'extraction est assez souvent indiquée présente de telles difficultés qu'il est nécessaire d'en expliquer un peu longuement le mode opératoire. Lorsqu'il s'agit d'une dent bien préhensible la technique est simplifiée et rentre dans le cadre des extractions des grosses

molaires avec la difficulté d'opérer au fond de la
bouche ; mais la plupart du temps on s'adresse à une
dent peu extrusée. Il faut répéter ce qui a été dit précédemment au sujet de l'anesthésie, le grand secret
d'un bon résultat est une excellente analgésie, ce qui
est souvent délicat (1). Ici se place la manœuvre d'un

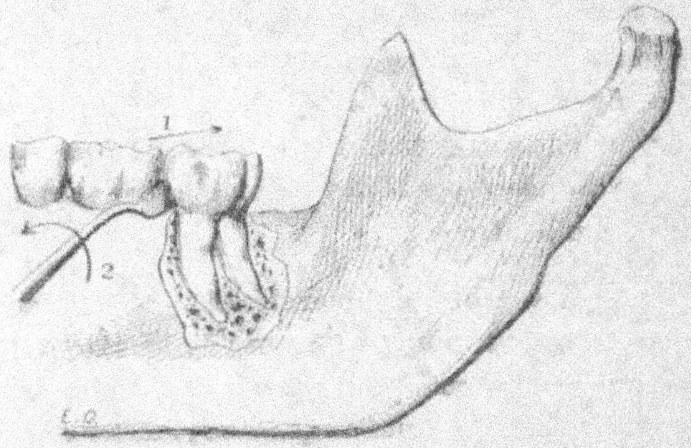

Fig. 49. — Maxillaire inférieur gauche vu par la face externe
(d'après Frileau).

La langue de carpe est appliquée entre la dent de sagesse et la 2ᵉ grosse
    molaire. En 1 direction que prendra la dent de sagesse hors de la rotation
    de la langue de carpe (en 2).

instrument qui ne peut être utilisé que lorsque la
deuxième grosse molaire est présente il s'agit de la
langue de carpe (fig. 49). Cet instrument constitue un
levier qui s'insinue très bas (ne pas craindre de léser la

(1) Lorsque l'on emploie l'anesthésie locale il est indispensable
d'analgésier la 2ᵉ grosse molaire par injections para apicales péran-
tées ; l'on évite ainsi les douleurs occasionnées par la langue de carpe
qui prend point d'appui sur cette dent.

muqueuse gingivale) entre la deuxième grosse molaire et
la dent de sagesse (1). Lorsqu'il a pénétré suffisamment
on décolle la dent de sagesse au moyen d'un mouvement de torsion tel que la partie gingivale
de l'instrument se dirige en arrière, la
partie supérieure prenant point d'appui
sur la couronne de la deuxième grosse
molaire. En recommençant ces manœuvres
et en insinuant peu à peu l'instrument on
arrive à luxer la troisième grosse molaire
qui n'est plus qu'à prendre au davier à
moins que ce ne soit la dent précédente
qui cède ; aussi faut-il conseiller d'être très
prudent dans ce mouvement de levier
qui produit une force telle qu'il ne peut
être employé que lorsque la deuxième
grosse molaire est étayée par une arcade
presque intacte. Pont se base sur le fait
que la table interne du maxillaire inférieur
possède une moindre épaisseur que l'externe au niveau de la dent de sagesse et

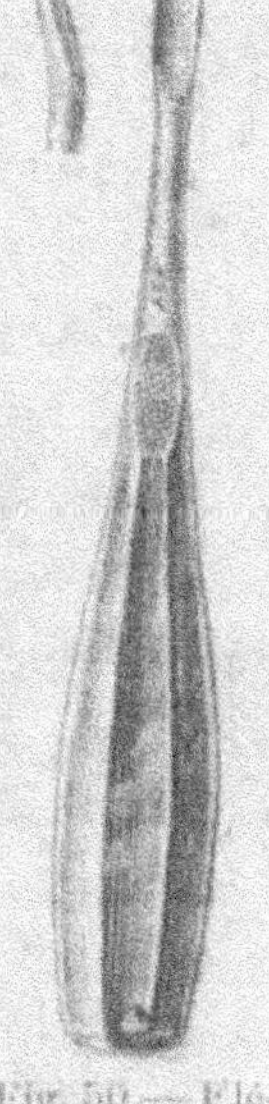

Fig. 50. — Élé-
vateur de
Pont (extrac-
tion de la dent
de sagesse).

conseille l'emploi d'un élévateur spécial qui appliqué
au niveau de la face vestibulaire permet une luxation
en dedans (fig. 50). Cet instrument est semblable au

(1) Avoir bien soin de placer la partie plate contre la dent de
sagesse, la portion arrondie étant destinée à glisser sur la face distale
de la dent de 12 ans.

pied de biche mais avec un angle plus obtus, sa manœuvre est analogue.

Extraction des racines : RACINES DU HAUT. — Deux instruments soit l'élévateur droit qui s'emploie comme le syndesmotome et énuclée la racine comme un noyau de cerise, soit le davier baïonnette qui permet d'extraire toutes les racines supérieures quelles que soient leurs situations. Ces instruments peuvent être employés alternativement ou séparément. Dans le cas où l'extraction est impossible avec ces deux instruments on peut employer un procédé moins élégant et surtout moins à recommander mais qui constitue un moyen de fortune. Il consiste à écraser l'alvéole à travers la muqueuse et à obtenir l'extraction par énucléation brutale.

RACINES DU BAS. — Deux instruments : le davier courbé sur le plat et à mors fins et le pied de biche. (On peut se servir également de l'élévateur droit pour les dents antérieures mais à condition de placer le patient très bas sur son siège). Le pied de biche est formé d'une partie terminale coudée à angle obtus avec extrémité en gouttière et bifurquée. La manœuvre de l'instrument est un peu spéciale : (fig. 51). L'opérateur se place du côté opposé à celui sur lequel il doit opérer, il appuie contre lui la tête et surtout le maxillaire inférieur de son client (l'intervention se fait mieux sur un tabouret sans dossier). Appliquant l'extrémité du pied de biche contre la face vestibulaire de la racine, les *coudes bien accolés au corps pour limiter le mouvement*, faire une pression forte et continue jusqu'à rupture ligamentaire. (Le pied de biche

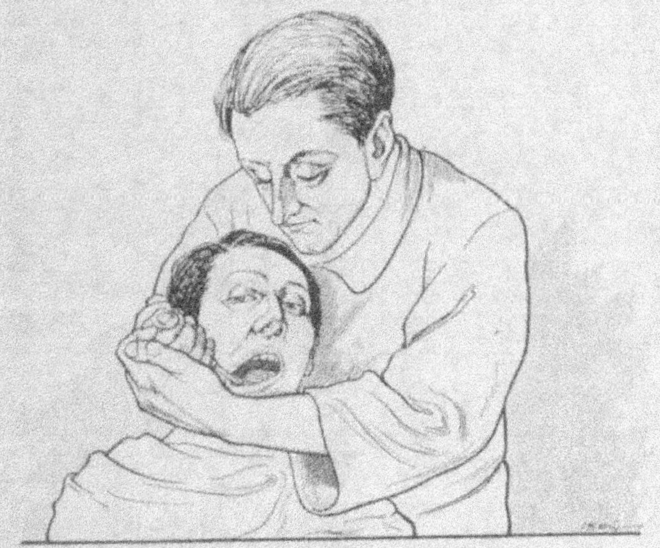

Fig. 51. — La manœuvre du pied de biche.

peut être utilisé pour les extractions radiculaires du maxillaire supérieur mais son emploi est peu fréquent). Il faut signaler pour être complet la vis de Morrisson (fig. 52) pour extraction de racine unique ; elle est basée sur le principe du tire-bouchon. Enfin dans

quelques cas particulièrement difficiles il faut séparer
les racines avec une gouge et les extraire l'une après
l'autre.

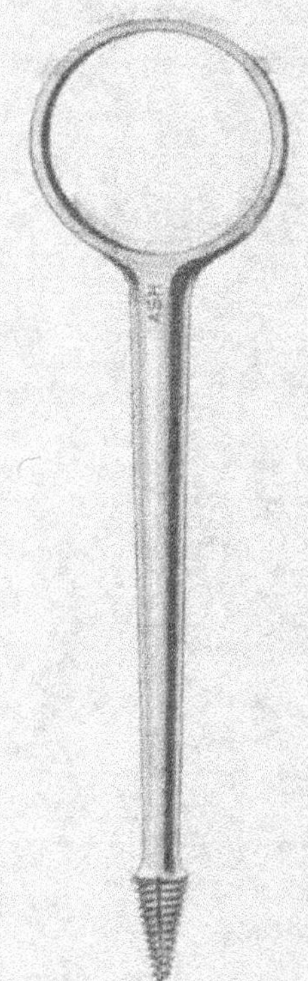

Fig. 52. — Vis à racines de Morisson

ACCIDENTS DE L'EXTRACTION. — Nous les signalerons seulement, ils sont très simples et le plus désagréable est l'hémorragie persistante qui relève de la

médecine générale au moins autant que de la spécialité. Quant aux fameuses dents barrées elles existent le plus souvent uniquement dans les contes pathologiques ; elles sont relativement rares et pourtant leur histoire est très utile car elles permettent une explication facile des insuccès qui peuvent arriver aux plus habiles.

Soins des dents temporaires.

Il est admis à peu près généralement que les dents temporaires ne demandent comme unique soin que l'extraction lors de leur carie avancée. En se plaçant sur le terrain scientifique rien n'est plus faux car la carie ou l'extraction d'une dent temporaire peut précéder de beaucoup l'éruption de la dent permanente, éruption qui n'est guère avancée par la disparition de la précédente. Sans insister sur la septicité buccale d'origine dentaire et sur son retentissement général, sans décrire les malpositions qui peuvent résulter d'une extraction précoce, il faut affirmer que toutes les caries des enfants doivent être traitées et il est du devoir du médecin d'amener les parents à faire examiner la bouche de leurs enfants. Le traitement ne diffère en rien de celui des adultes et l'on peut employer l'acide arsénieux sans aucuns risques pour les bourgeons dentaires permanents ; il est certain que

l'indocilité de beaucoup d'enfants lasse la patience de
la plupart des opérateurs mais un excellent moyen à
conseiller est d'éviter l'emploi de la fraise et de se
servir presque uniquement de l'excavateur et des pansements antiseptiques. La carie récidivera peut-être
mais peu importe puisqu'il s'agit d'une dent temporaire ; en tous cas l'opérateur gagnera la confiance des
enfants et il pourra obtenir plus de patience lors du
traitement de la dent de 6 ans (Ire grosse molaire), ce qui a beaucoup plus d'importance. L'obturation des dents temporaires sera faite soit avec la
pâte Eugénol-Oxyde de zinc additionnée d'un peu
de nitrate d'argent pour la rendre plus solide ; soit
avec l'amalgame de cuivre, soit avec un ciment à
base de cuivre. En somme il y a lieu d'atténuer
l'insuffisance du traitement par l'emploi d'une obturation antiseptique qui diminuera les risques de
récidive de la carie.

LA PROTHÈSE DENTAIRE

La prothèse dentaire peut être divisée en prothèse inamovible et amovible. La première comprend les dents à pivots, les couronnes métalliques, les inlays et les bridges ; la seconde les appareils de caoutchouc et de métal. — Afin d'être complet nous donnerons des notions de prothèse inamovible bien que cette partie de l'art dentaire nécessite une pratique assez longue et bien qu'elle ne soit par conséquent que peu utilisable pour le praticien. Par contre la prothèse amovible est d'un emploi si courant que, sans rentrer dans la technique de laboratoire qui serait trop longue et peu utile à décrire, nous donnerons toutes les indications indispensables pour l'application pratique de cette prothèse.

Au préalable les instruments nécessaires à la prothèse de cabinet seront décrits.

Instruments nécessaires pour la prothèse.

PORTE-EMPREINTES

Les porte-empreintes sont destinés à contenir le produit choisi pour obtenir la reproduction des maxil-

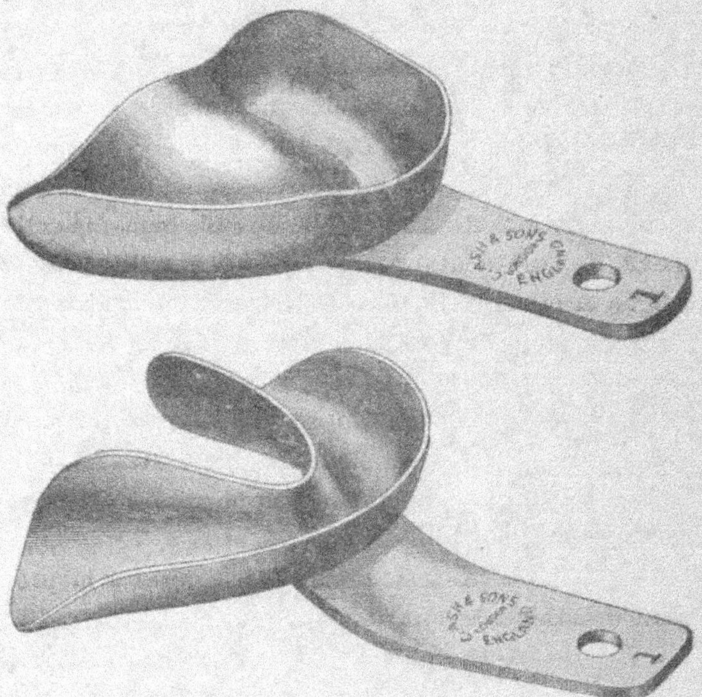

Fig. 53. — Porte-empreintes pour édentés (haut et bas).

laires supérieurs ou inférieurs. En pratique il est indispensable de posséder : un type pour édentés (2 dimensions) (fig. 53) et un type pour usages courants (3 dimensions) (fig. 54).

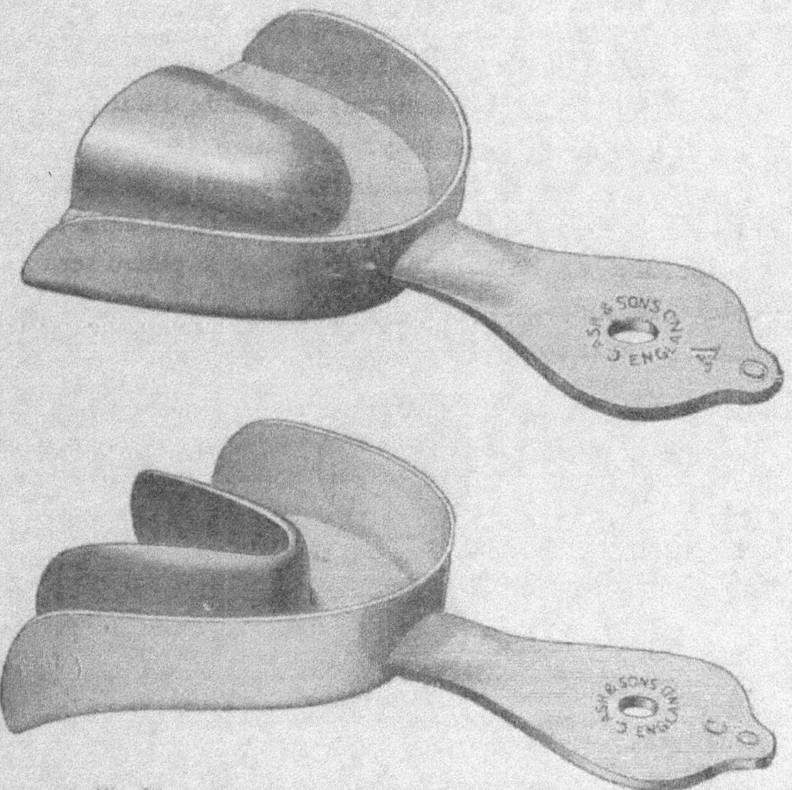

Fig. 54. — Porte-empreintes type courant (haut et bas).

PÂTES À EMPREINTES. — Les pâtes à empreintes, toutes à base de cire, s'emploient par ramollissement dans l'eau chaude (ne pas atteindre l'ébullition).

Lorsque la pâte est en état on la roule en boudin et on l'applique dans le porte-empreintes choisi sans en mettre un excédent qui pourrait occasionner des nausées. Les pâtes d'usage courant sont : la pâte de Kerr, le Crown de Ash, le Stents ou Godiva.

Lorsque l'on veut obtenir une empreinte d'une précision absolue il faut employer le plâtre à modeler que l'on gâchera très épais dans de l'eau colorée tiède contenant soit du sel, soit du sulfate de potasse dans la proportion de 25 grammes par litre. Ce plâtre sera gâché de préférence dans un bol de caoutchouc et au moyen d'une spatule d'os ou de bronze.

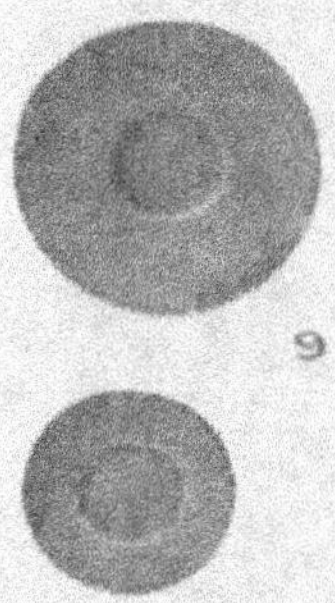

Fig. 55. — Meules de Carborundum.

MEULES, POINTES DE CARBORUNDUM. LIMES ET DISQUES A SÉPARER. MANDRINS PORTE-MEULES. — Les *meules* sont destinées à réduire le volume des dents ; elles doivent être de deux ou trois dimensions (fig.55) et de grain dur et tendre. Ces meules sont montées sur des mandrins à vis (fig. 56). Les *disques à séparer* doivent avoir environ 20 millimètres de dia-

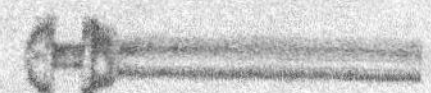

Fig. 56. — Mandrin à vis.

mètre et ne posséder qu'une face abrasive (fig. 57) ils servent à faire un sillon entre les dents et à préparer leurs faces proximales. Ils se montent sur les man-

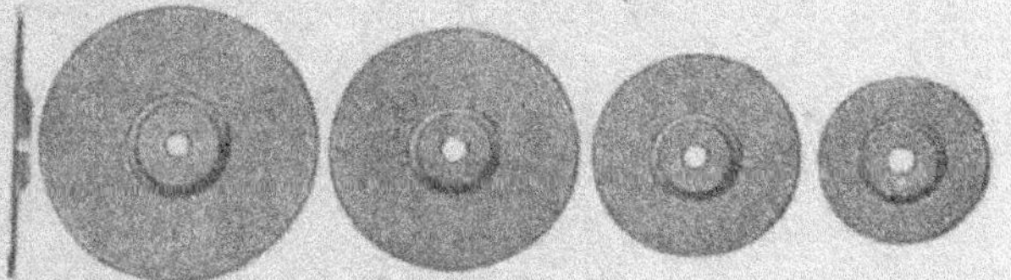

Fig. 57. — Disques à séparer.

drins à vis. Les *pointes de carborundum* doivent être prises fixées sur leur mandrin. Les modèles indispensables tant pour pièce à main que pour angle droit sont au nombre de trois dans chaque type (fig. 58). Les

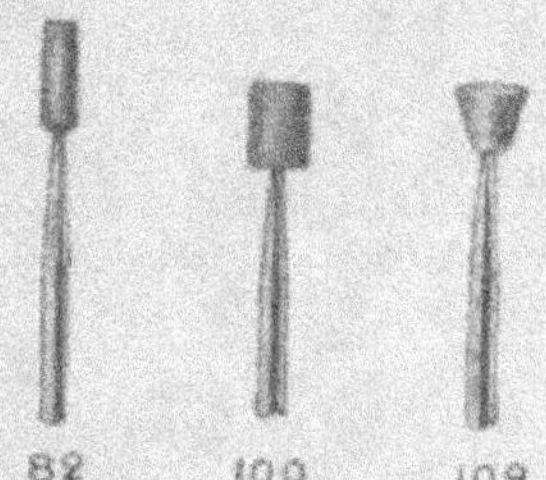

Fig. 58. — Pointes de Carborundum (types courants).

limes à séparer permettent par leur finesse (de 000 à 2) l'amorçage d'une séparation délicate.

Fig. 53. — Lentimètre.

DENTIMÈTRE : *Ciseaux universels*. — Le dentimètre
(fig. 59) permet de prendre le périmètre des dents au
moyen d'un fil de liasse.

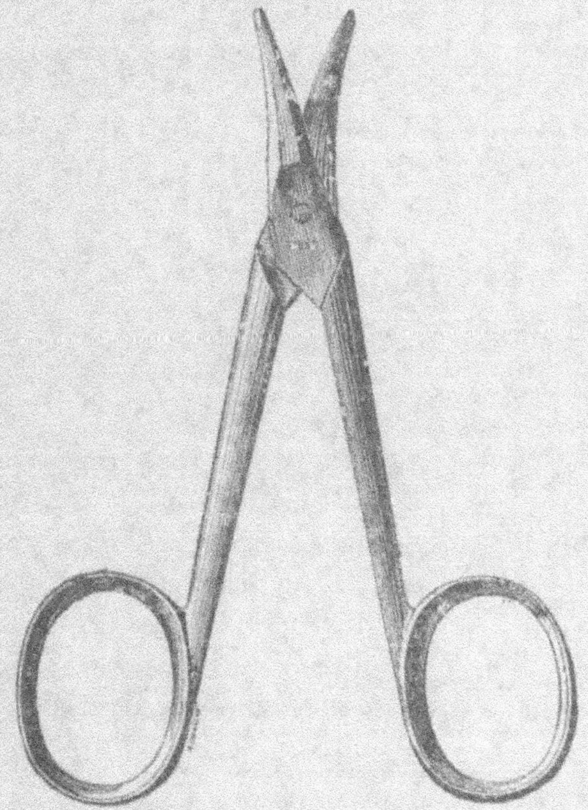

Fig. 60. — Ciseaux universels.

Le ciseau universel (fig. 60) est indispensable pour
l'ajustage des couronnes.

PAPIER BLEU A ARTICULER. — Pour se rendre compte de la façon dont porte un appareil il faut employer le papier à articuler qui laisse une marque aux endroits de pression.

QUELQUES INSTRUMENTS. — Sans insister sur leur emploi qui se déduit facilement de leur énumération voilà les quelques instruments nécessaires dans un cabinet : *Fraise à racines* (fig. 61) qui permet l'ajustage

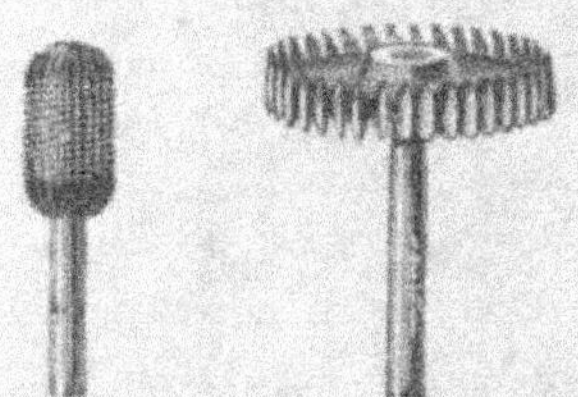

Fig. 61. — Fraise et roue pour racines.

rapide des pièces en vulcanite. *Pince universelle* (fig. 62). *Pince coupante. Limes à caoutchouc et à métal* (une de chaque type, celle à métal étant fine).

Spatule à cire.

Quelques notions sur les dents artificielles.

Les dents en porcelaine qui servent à la confection des divers appareils de prothèse dentaire possèdent un moyen de rétention qui permet de les diviser en deux types : les dents à crampons et les dents sans crampons.

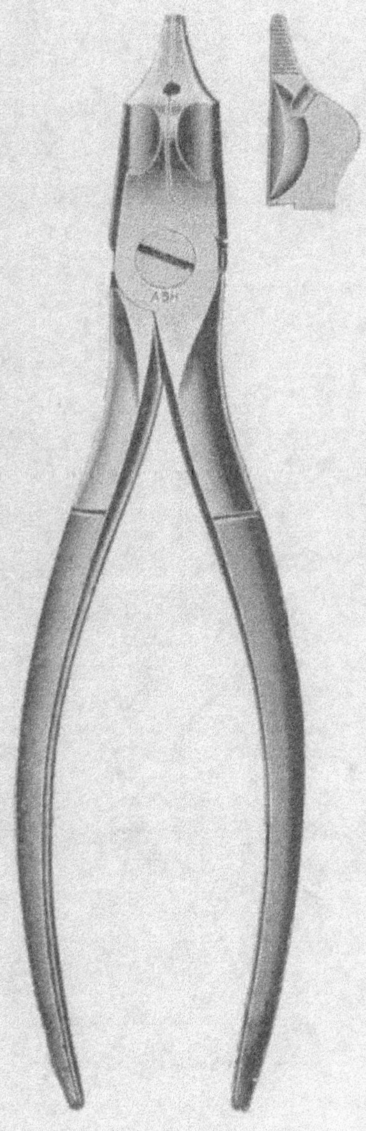

Fig. 62. — Pince universelle.

1) *Les dents à crampons* sont constituées par des facettes de porcelaine dans lesquelles sont fixés au

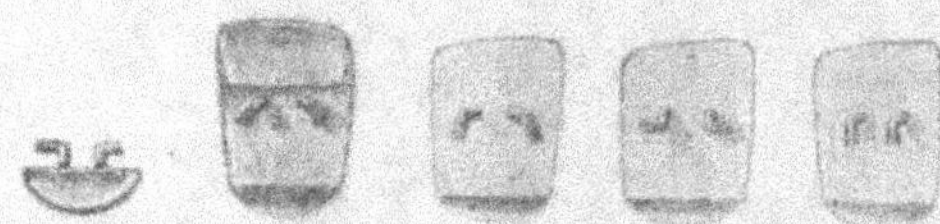

Fig. 63. — Dents à crampons métalliques.

moment de la cuisson des crampons droits ou à tête de clous en métal doré ou en platine (fig. 63).

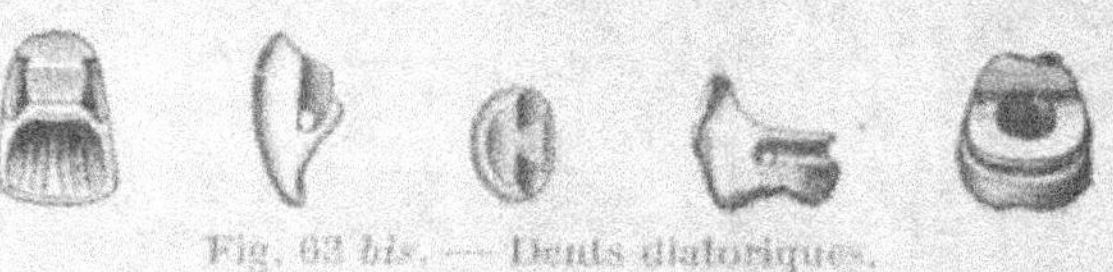

Fig. 63 *bis*. — Dents diatoriques.

2) *Les dents sans crampons* sont soit des dents diatoriques (fig. 63 *bis*) soit des dents à tube (fig. 64). Signa-

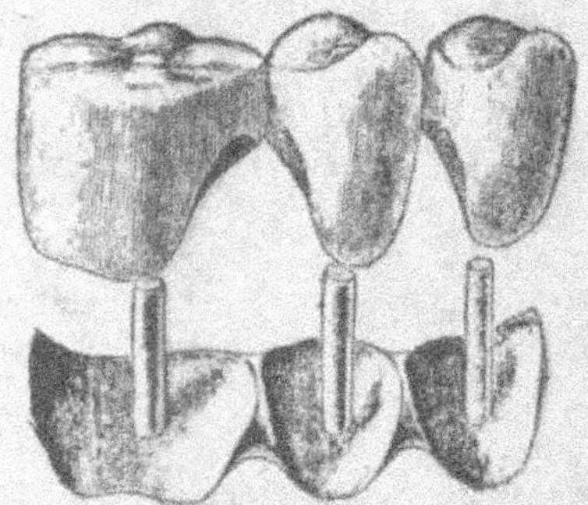

Fig. 64. — Dents à tube avec leurs pivots fixés sur un appareil
(d'après L. Dorez).

lons en passant les facettes amovibles qui sont soit des dents de Steele avec leur plaquette, soit des dents ordinaires que l'on emploie avec des plaquettes spéciales. Ces dents sont fixées dans leur logement au moyen de ciment dentaire.

CE QU'IL FAUT EMPLOYER :

Il s'agit d'un appareil en caoutchouc : Employer pour les dents de bouches des dents à crampons en métal doré ; pour les dents du fond des diatoriques (les moins chères).

Il s'agit d'un appareil en métal : Pour toutes les dents devant être soudées utiliser les dents à crampons de platine ou monter sur pivot des dents à tube dites dents bridge.

Quelques notions sur les métaux.

Les métaux employés pour l'usage dentaire diffèrent un peu suivant qu'il s'agit de prothèse fixe ou amovible.

En prothèse fixe le platine et l'or sont les deux métaux utilisés le plus couramment et il va sans dire que pour beaucoup de travaux le platine est supérieur à l'or ; pourtant, bien qu'intéressant au point de vue esthétique à cause de sa teinte, le platine voit son emploi limité par son prix et son impossibilité d'être coulé. Depuis peu le marché est pourvu de deux nouveaux alliages qui peuvent s'employer coulés

et qui ont l'avantage de la teinte blanc gris ; ce sont
le plator et l'or palladié ou or spécial. Les indications d'emploi de ces deux associations de métaux sont
semblables et si le plator a l'inconvénient d'être très
cassant, il a pour lui son prix d'achat très sensiblement
moins élevé que celui de l'or palladié.

En prothèse amovible les métaux précédents peuvent être utilisés indifféremment suivant le goût et
la situation du client, mais comme leur prix relativement élevé en limite l'emploi il faut signaler l'existence de deux combinaisons métalliques qui permettent de faire bénéficier le malade des avantages
importants de la prothèse sur base métallique :
ce sont le Victoria et le Randolph. Ces deux métaux
dorés à chaud ou à froid et entretenus régulièrement
(nettoyage quotidien au blanc d'Espagne) conservent
un aspect suffisamment agréable pour qu'ils puissent
être conseillés à la clientèle modeste.

PROTHÈSE INAMOVIBLE (1)

Dents à pivot.

Les dents à pivot se placent uniquement dans les régions visibles de la bouche c'est-à-dire au niveau des incisives, canines et quelquefois premières prémolaires. A quelque type qu'elles appartiennent elles sont composées d'un pivot pénétrant le plus profondément possible dans la racine et d'une couronne en porcelaine ou en porcelaine et talon de métal. Ces deux portions de la dent sont souvent séparées par une plaquette se modelant sur la racine et par une bague cerclant cette dernière.

Quand faut-il mettre une dent à pivot ? Une nécessité absolue est le bon état de la racine et un articulé assez haut. Ces dents sont réservées presque uniquement à la région dite des dents de bouche ; elles constituent par excellence la dent de façade ; elles ne

1) Les notions données dans ce chapitre seront très succinctes et n'ont d'autre but que le désir d'être complets. Le praticien qui voudra exécuter des travaux devra lire des ouvrages plus détaillés et surtout se faire la main en travaillant sur le fantôme avec une direction autorisée.

doivent être que faiblement articulées afin d'éviter leur déplacement.

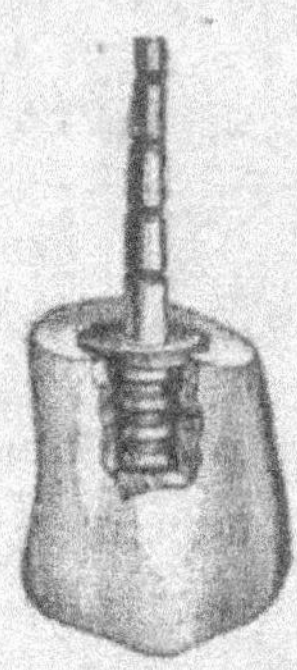

Fig. 65. — Dent à pivot de Davis.

TYPES DE DENTS A PIVOTS. — Trois types : *La dent Davis* (fig. 65) qui se trouve dans le commerce

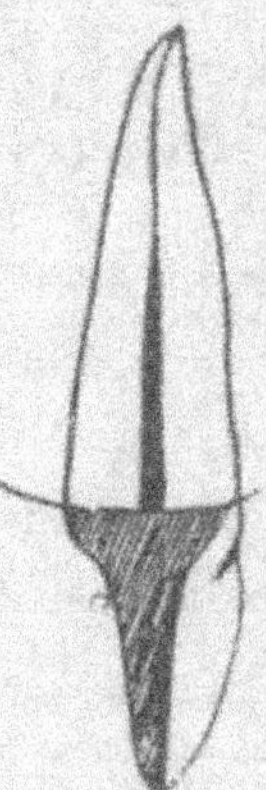

Fig. 66. — La dent à pivot type Fauchard
(un pivot et une plaquette radiculaire).

est composée d'un pivot en alliage et d'une couronne en porcelaine. Après ajustage le pivot se fixe dans la racine au moyen de ciment et la coiffe se fixe de la même façon sur le pivot. La technique est simple, le prix peu élevé mais la solidité très relative car si la dent porte tant soit peu la porcelaine se fracture fréquemment. La *dent type Fauchard* (fig. 66) qui ne diffère de la suivante que par l'absence de bague périradicu-

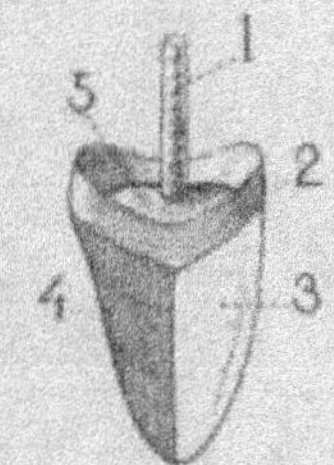

Fig. 67. — Dent à pivot, type Richmond.
1. Pivot. — 2. Bague périradiculaire. — 3. Facette porcelaine. —
4. Talon coulé en métal. — 5. Plaquette radiculaire (sous le pivot).

laire. Enfin la *dent type Richmond* (fig. 67) qui est certainement supérieure mais aussi la plus délicate à exécuter car la plus grande partie du travail doit être faite en bouche. Nous allons décrire la technique de la dent Richmond.

TECHNIQUE DE LA DENT A PIVOT
(type RICHMOND)

Nous admettrons que la dent est dévitalisée et la racine traitée suivant les procédés indiqués précédemment c'est-à-dire obturée au moyen d'un cône de gutta avec pâte à l'Eugénol.

Nous décrirons ce travail pour une incisive ou canine.

A. — PRÉPARATION DE LA RACINE (1).

a) Couper la dent avec une fraise à fissures ou un disque, jamais à la pince.

b) Réduire le moignon radiculaire jusqu'au contact de la gencive au moyen de meules de largeur appropriée ou de fraises d'Ottolengui (fig. 68).

c) Nettoyer le canal radiculaire en profondeur en laissant un fond de l'obturation cône pâte et l'agrandir en largeur au moyen de fraises à fissures de petit calibre ou d'élargisseurs.

d) Décortiquer le pourtour de la racine au moyen des décortiqueurs de Case. Cette opération a pour but d'enlever la couche d'émail ou de cément au niveau de la région sur laquelle se placera la bague périradiculaire. Le décortiqueur étant tenu très solidement

---

1) Il va sans dire qu'après chaque séance il y aura lieu d'obturer le canal avec un coton vernis ou un peu de gutta.

en main l'insinuer le long de la racine (sous la gencive) et, l'appuyant fortement, d'un mouvement sec l'attirer à soi. Cette manœuvre répétée plusieurs fois permet l'arrachement de l'émail ou du cément.

e) Abraser légèrement le moignon radiculaire du

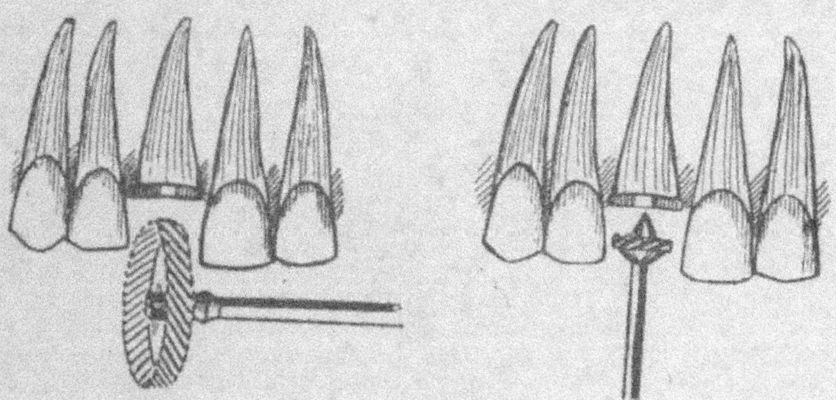

Fig. 68. — La préparation de la racine d'une dent à pivot (à gauche au moyen d'une meule, à droite avec la fraise d'Ottenlengui) d'après L. Dorez.

côté vestibulaire afin d'obtenir un contact parfait du talon de la dent porcelaine avec la gencive (fig. 69).

f) Prendre au moyen du dentimètre et d'un fil de liasse le périmètre de la racine (fig. 70) et avec un fil métallique calibré la longueur et le diamètre du pivot (prendre le pivot plus long). Envoyer ces différentes mesures au laboratoire de prothèse en indiquant quel genre de dent à pivot on désire exécuter (dent ordinaire à talon ou dent Richmond dite dent à bague) et surtout si ce travail doit être exécuté en or ou en platine. A ce sujet nous signalerons ici que ces travaux devraient toujours être faits en platine (pivot en platine dur, le reste en platine mou), la solidité y gagnant beaucoup ; malheureusement le prix élevé du platine ne permet de l'employer que pour les travaux de luxe

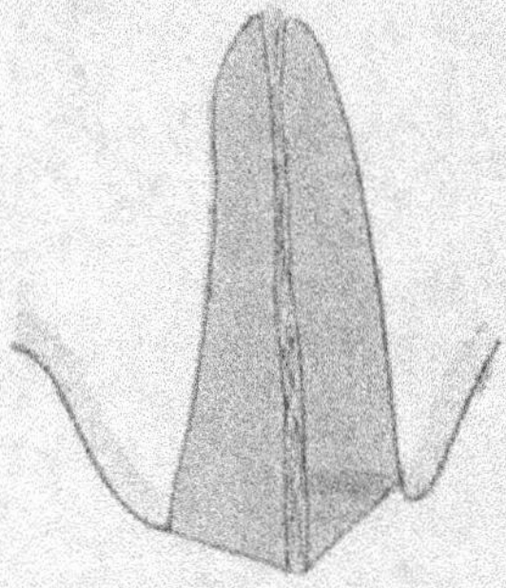

Fig. 69. — Coupe antéro-postérieure d'une dent monoradiculaire. Le versant vestibulaire (partie droite de la figure) a été abrasé au-dessous de la gencive pour permettre le contact parfait de la facette porcelaine. Le versant lingual est au niveau de la gencive.

et dans la plupart des cas il faut recourir à l'or à 18 k.

B. — ESSAYAGE DE LA DENT A PIVOT. — Le laboratoire renvoie : une bague soudée ou brasée de la dimension du dentimètre, une plaquette très mince qui doit couvrir la racine et un pivot. Voici comment procéder :

a) Essayer le pivot et le faire pénétrer à fond. Il

doit dépasser d'un demi-centimètre environ la base de la racine. L'enlever.

b) Essayer la bague (1) qui doit épouser la forme exacte du moignon pour cela lui faire subir tant du côté gauche gingival que de l'autre les modifications nécessaires au moyen d'une meule ou d'un petit

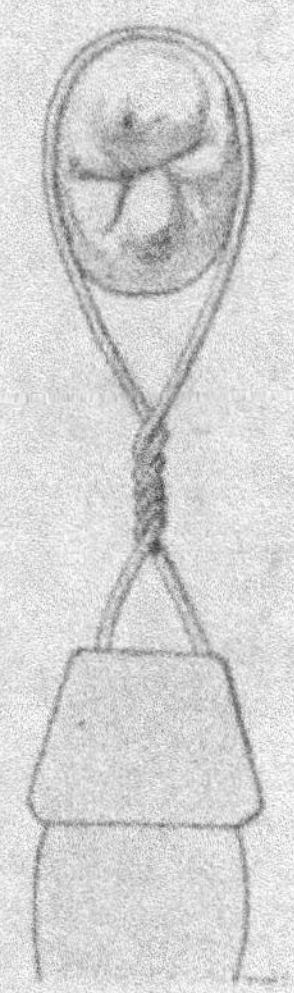

Fig. 70. — Comment on prend le périmètre d'une dent.

ciseau universel. Cette bague doit sertir la racine et pénétrer sous la gencive d'un demi-millimètre si possible. Avoir bien soin de rendre cette bague presque invisible du côté vestibulaire.

c) La bague laissée en place appliquer la plaquette

(1) La bague et la plaquette sont en métal au nº 3 ou 4.

sur le moignon radiculaire au moyen d'un instrument
rond (brunissoir ou extrémité arrondie d'un instrument) afin de la brunir et de lui faire épouser la forme
exacte de la racine. Insister au niveau de l'orifice
radiculaire et couper les bords débordants et gênants.
Perforer la plaquette au niveau du canal avec une
pointe très aiguë et y introduire le pivot à frottement
doux.

Le tout bien en place recommander au client le calme

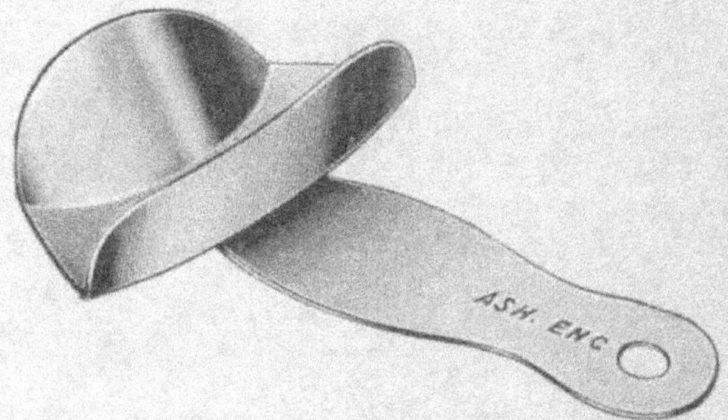

Fig. 71. — Porte-empreintes partiel universel.

absolu et prendre une petite empreinte au plâtre (1)
avec un porte-empreintes partiel (fig. 71). Laisser
durcir fortement afin de retirer dans le plâtre pivot et
plaquette, la bague se replacera ensuite très facilement

(1) La prise des empreintes au plâtre et stents sera traitée plus loin
à la prothèse amovible

si la plaquette a été bien brunie à l'intérieur et un peu à l'extérieur de la bague périradiculaire.

Envoyer le tout au laboratoire.

C. — Essayage et prise de l'empreinte définitive. — Le laboratoire renvoie une dent montée sans facette ni talon.

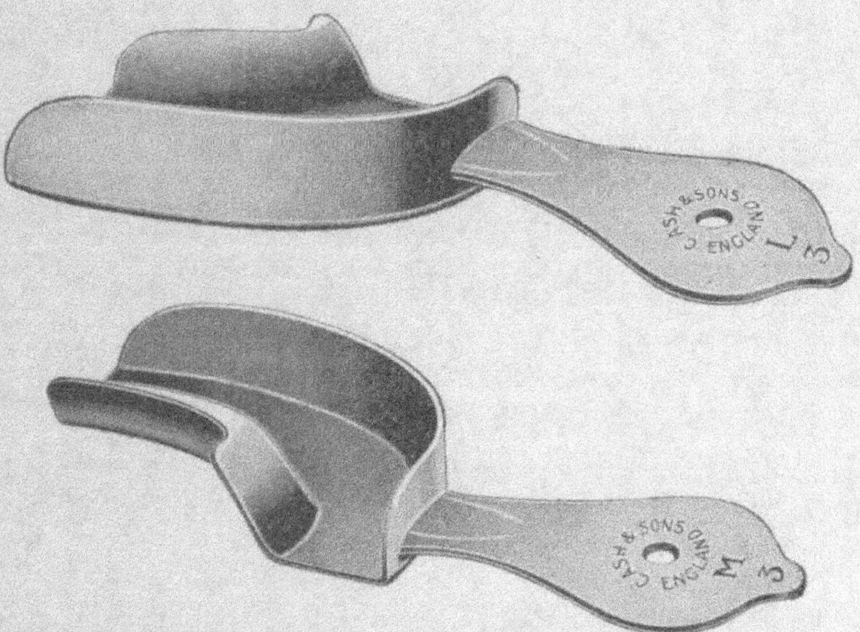

Fig. 72. — Porte-empreintes partiels (droit et gauche, haut ou bas).

a) Essayer la dent à pivot en faisant les retouches nécessaires à l'adaptation parfaite.

b) Choisir au moyen du chapelet De Trey la teinte de la facette porcelaine.

c) Prendre une empreinte définitive au plâtre un peu plus grande que la précédente et surtout comprenant la région gingivale afin de pouvoir ajuster exactement la facette (fig. 72).

d) Prendre l'empreinte de l'antagonisme au moyen de stents afin de pouvoir articuler la dent à pivot.

Envoyer le tout au laboratoire en disant si l'on désire une facette fixe ou une facette interchangeable. Pour éviter des ennuis lors de la fracture toujours possible de la facette nous conseillons d'employer lorsque l'articulé le permet une face Solila avec comme moyen de rétention une cupule dans le genre de la plaquette G. Le talon de la dent peut être fait en or coulé ce qui est le cas le plus courant ou en un autre métal beaucoup moins visible dans la bouche.

D. — MISE EN PLACE DE LA DENT A PIVOT. — La dent revient du laboratoire prête à être placée en bouche. Procéder à un essayage définitif en s'occupant surtout de l'articulation avec l'antagonisme ; un coup de meule opportun la dent à pivot tenue en main évite bien des désagréments pour la suite car le travail d'ajustage en bouche est beaucoup plus délicat. Le tout bien placé on pourra procéder au scellement de la dent. Pour cela protéger la zone opératoire avec des rouleaux de coton, assécher à l'air tiède le moignon, passer de l'alcool dans le canal radiculaire et le sécher. La bouche maintenue ouverte faire un ciment assez liquide, en enduire le pivot et la face radiculaire de la dent à pivot, en introduire si possible dans le canal radiculaire et placer la dent en appuyant fortement afin d'éliminer l'excédent de ciment qui fusera par les bords de la bague. Maintenir la dent jusqu'à durcissement du ciment (quelques minutes) et renvoyer le client en le prévenant qu'il aura peut-être quelques douleurs dues à la causticité du ciment. Le prier de revenir sans faute le lendemain pour faire les retouches d'articulé nécessaires. Ces retouches d'articulé se font au moyen du papier bleu à articuler dont on interpose une feuille entre la dent à pivot et son antagoniste. Meuler les points marqués en bleu soit sur la dent à pivot si cela est possible, soit sur la dent antagoniste. En pratique lorsque le travail a été bien fait il suffit de meuler très légèrement pour que la dent à pivot ne porte pas car il est à noter une fois de plus que ce genre de travail doit surtout être un travail de façade.

Couronnes métalliques et inlays.

Les couronnes et inlays ou blocs de métal sont décrits dans le même chapitre et peuvent être faits en or, en platine ou en or palladié (ce dernier métal est facile à travailler lorsqu'il est utilisé en coulée, sa teinte blanc gris est plus harmonieuse que celle de l'or).

LES INLAYS

L'inlay constitue une obturation de cavité dentaire par un bloc métallique en or ou en plator. D'un emploi peu courant il remplace le ciment ou l'amalgame et est fixé dans la cavité au moyen de ciment.

TECHNIQUE DES INLAYS. — La cavité destinée à recevoir un inlay doit être de dépouille c'est-à-dire avoir ses bords parallèles ou même un peu évasés vers l'extérieur de la dent. L'inlay devra en outre être fixé par un ancrage lorsqu'il s'agit de faces proximales afin d'éviter son décollement par la force masticatrice. En pratique il est préférable de ne l'utiliser que pour les cavités triturantes, du reste son emploi est relativement rare car de deux choses l'une, ou la cavité est petite et dans ce cas une obturation autre est plus rapide ou la cavité est grande et dans ce cas la couronne est bien supérieure. Nous en décrirons rapidement la technique :

a) *Nettoyage de la dent. Taille de la cavité en dépouille avec si nécessaire taille d'un ancrage* (fig. 73).

b) *Prise de l'empreinte de l'inlay.* — Employer une cire spéciale dite à inlay, la ramollir à la chaleur et la modeler dans la cavité préparée en ayant soin de glycériner au préalable les parois de cette cavité. La cire bien modelée la refroidir avec un jet d'eau après avoir placé dans la cire sur la face par laquelle doit sortir l'inlay une pointe d'épingle à cheveu qui servira d'organe de traction et de pointe pour procéder à la coulée de l'inlay. Sortir lentement la cire car le temps

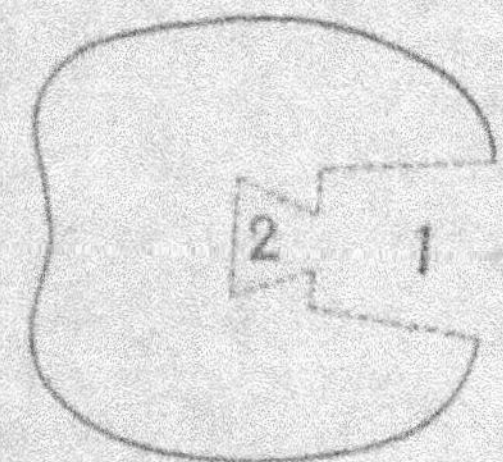

Fig. 73. — Schéma d'une face triturante.
1. Cavité de l'inlay. — 2. Ancrage.

est délicat et toute déformation facile ; sans y toucher l'envoyer au laboratoire qui adressera la petite pièce coulée et prête à être mise en place.

c) *Mise en place*. — Se protéger de la salive. Essayer l'inlay et si tout va bien le sceller avec du ciment.

LES COURONNES

Le principe de la couronne est le suivant : recouvrir entièrement une dent avec une coiffe métallique. Son emploi est fréquent et indiqué dans tous les cas où une dent a subi une perte de substance telle que sa solidité est douteuse ainsi que dans les cas de carie du collet car la couronne pénétrant d'un demi-millimètre sous la gencive met à l'abri toute la partie gingivale de la dent. En outre il faut signaler dès maintenant que la couronne sert le plus fréquemment comme pilier de bridge. La couronne peut être placée sur toutes les dents mais dans un but esthétique on la réserve la plupart du temps aux molaires et prémolaires.

A. — Préparation de la dent. — En admettant la dent traitée et dévitalisée puisque dans l'exemple pris il s'agit d'une lésion importante nous arrivons aux temps suivants :

a) *Séparation* de la dent à couronner de ses voisines au moyen des disques de carborundum montés sur un mandrin ou au moyen de limes à séparer. Le disque est d'emploi courant mais délicat car il s'agit d'un instrument très coupant qui, tournant à grande vitesse dans la bouche, peut occasionner des dégâts importants, aussi faudra-t-il être très prudent. Monter le disque sur la pièce à main et au moyen d'un large miroir protéger la joue du patient ; au maxillaire inférieur il faudra quelquefois un autre miroir pour protéger la langue ; l'un des deux miroirs sera tenu par le patient ou par un aide. Tenant fermement en main la pièce du tour et prenant un solide point d'appui sur le squelette maxillo-facial procéder par applications interdentaires de courte durée car le disque en chauffant donne une douleur dans la dent vivante. Ne pas appuyer trop fort car le disque pourrait se coincer entre les deux dents occasionnant un mouvement dangereux pour les parties molles. Procéder ainsi jusqu'à la gencive.

b) *Meulage des faces linguo-palatines, vestibulaires et triturantes.* — Monter sur pièce à main ou angle droit des meules de calibre approprié et abraser la face

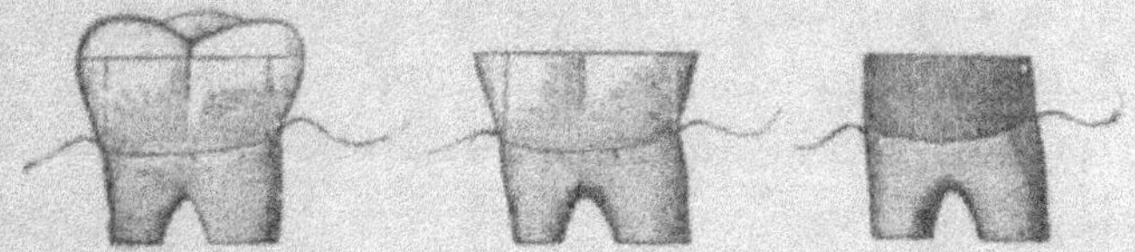

Fig. 74. — Comment il faut préparer une dent pour y placer une couronne.

A gauche la dent normale ; en pointillé le meulage à effectuer. Au centre le meulage de la face triturante est terminé. A droite les faces proximales et vestibulo-palatines ou linguale ont été meulées. Le moignon est terminé et est légèrement conique.

triturante jusqu'à ce qu'il existe un espace d'un quart à un demi-millimètre entre ce moignon et la dent antagoniste. Puis réduire les faces palatines et vestibulaires jusqu'à ce que le moignon prenne une forme légèrement conique (fig. 74). Les faces proximales sont rendues parallèles au moyen des disques à séparer lorsque les dents voisines existent ou au moyen des meules de calibre approprié lorsque les dents voisines manquent.

c) Au moyen d'un fil de liasse et du dentimètre prendre le périmètre du moignon dentaire.

Envoyer ce périmètre au laboratoire pour la confection de la bague de la couronne.

B. — AJUSTAGE DE LA BAGUE. PRISE DE L'ARTICULÉ. — Le laboratoire envoie une bague brasée ou soudée (1) de la dimension du dentimètre.

a) Introduire la bague autour du moignon en plaçant la section soudée ou brasée au niveau de la face intrabuccale lorsqu'il s'agit d'une couronne isolée et de la face proximale lorsqu'il s'agit d'un pilier de bridge.

b) Marquer avec une pointe fine la portion gingivale portant trop fortement et l'enlever à la meule ou à la petite cisaille. Procéder ainsi à plusieurs essayages jusqu'à ce que la bague pénètre sur tout le pourtour d'un demi-millimètre sous la gencive.

c) Avec la même pointe fine marquer à la partie interne de la bague la hauteur du moignon dentaire la retirer et couper l'excédent de métal.

d) Remettre la bague en place, faire ramollir un peu de cire à inlay, l'appliquer sur la partie triturante

____

1) Pour les couronnes la bague en or est au n° 5 ou 6 celle en platine est plus mince.

du moignon dentaire et faire mordre à fond. La cire doit déborder afin de bien marquer les points de contact interdentaire. L'antagonisme et le modèle exact de la face triturante sont pris.

c) Retirer la bague avec la cire d'articulé en glissant sous la gencive un petit instrument coudé à angle droit et en procédant par tractions légères sur divers points de la bague. Fixer la cire sur la bague sans modifier sa forme et envoyer le tout au laboratoire.

C. — Mise en place de la couronne. — Le laboratoire envoie la couronne terminée (1) :

a) Procéder au dernier essayage et ajustage, dans la plupart des cas l'on est obligé de réduire un peu la hauteur du moignon pour obtenir une articulation fermée. Attention au contact des dents voisines, un peu fort il peut empêcher la couronne de descendre.

b) Fixer la couronne avec du ciment assez liquide après s'être protégé contre la salive et après assèchement parfait du moignon. Si besoin est dans une autre séance faire sur la dent antagoniste les retouches nécessaires pour articuler exactement la couronne.

---

(1) La face triturante peut être faite estampée ou coulée. Ce dernier procédé est bien supérieur au point de vue solidité de la couronne.

Bridges ou ponts.

Les bridges constituent des appareils de prothèse composés de un ou plusieurs piliers avec une ou plusieurs pièces intermédiaires. Ils peuvent être fixes ou mobiles. En pratique nous rejetons complètement le bridge mobile qui n'a aucun intérêt à notre avis et nous ne décrirons que le bridge fixe c'est-à-dire scellé sur les dents servant de piliers.

Le type courant de bridge est celui composé de

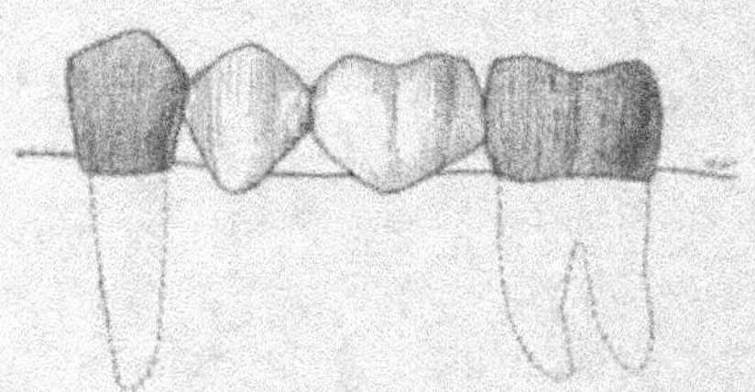

Fig. 75. — Un bridge (les deux piliers en foncé, le pont intermédiaire composé de deux dents est en clair).

deux piliers situés aux extrémités de l'appareil et d'un pont qui prend point d'appui sur les deux piliers, (fig. 75). Dans quelques cas on peut ajouter au delà du ou des piliers une dent dite en extension c'est-à-dire fixée uniquement par un côté (fig. 76).

INDICATIONS ET RÈGLES DE CONSTRUCTION. — Les bridges présentent des avantages considérables sur tous les appareils de prothèse, ils évitent tous les inconvénients de la plaque et du port d'un appareil amovible ; ces avantages nous semblent tellement frappants que nous estimons inutile d'insister.

Quelques règles président à la construction d'un bridge : un bridge pour présenter une garantie de durée doit avoir au moins deux piliers (un à chaque

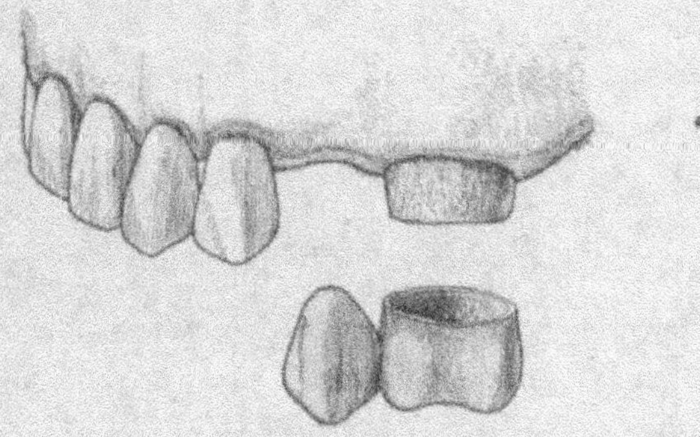

Fig. 76. — Un bridge à extension (composé d'une couronne sur une molaire et d'une dent en or fixée uniquement sur la couronne).

extrémité). Il faut choisir de préférence des dents fortes c'est-à-dire molaires, canines, prémolaires, incisives en les décrivant par ordre de force décroissante. Les diverses combinaisons possibles entraîneraient le lecteur dans une description trop longue et dans la plupart des cas une simple réflexion permettra de résoudre le petit problème des piliers.

Les piliers. — Les piliers d'un bridge peuvent être constitués par des dents à pivots ou des couronnes, mais une question primordiale est le *parallélisme absolu* de ces piliers afin de pouvoir placer l'appareil en bouche (fig. 77). Pour l'obtenir il sera nécessaire de meuler les couronnes sur la face convergente ou divergente. Une autre question discutée souvent et résolue différemment est la suivante: est-il nécessaire de dévitaliser les dents piliers ? Voici comment on peut conseiller de procéder : lorsqu'il s'agit de dents ayant des lésions marquées ou nécessitant un meulage important, les dévitaliser ; lorsqu'il s'agit de dents saines pouvant être meulées suffisamment pour les mettre en forme et pour placer une couronne, les conserver vivantes. Une fois de plus nous estimons que l'éclectisme est de règle et que toute théorie trop absolue ne peut qu'être incomplète.

Technique du bridge :

A. — *Préparation et terminaison complète des piliers.* — Comme il s'agit toujours de dents à pivot ou de couronnes dont la technique est indiquée précédemment il est inutile de revenir sur cette question..

B. — *Mise en place des piliers. Prise d'empreinte* :

a) Mettre en place les piliers sans scellement.

b) Prendre une empreinte au *plâtre* de toute la région comprenant la zone du pont, les piliers et au

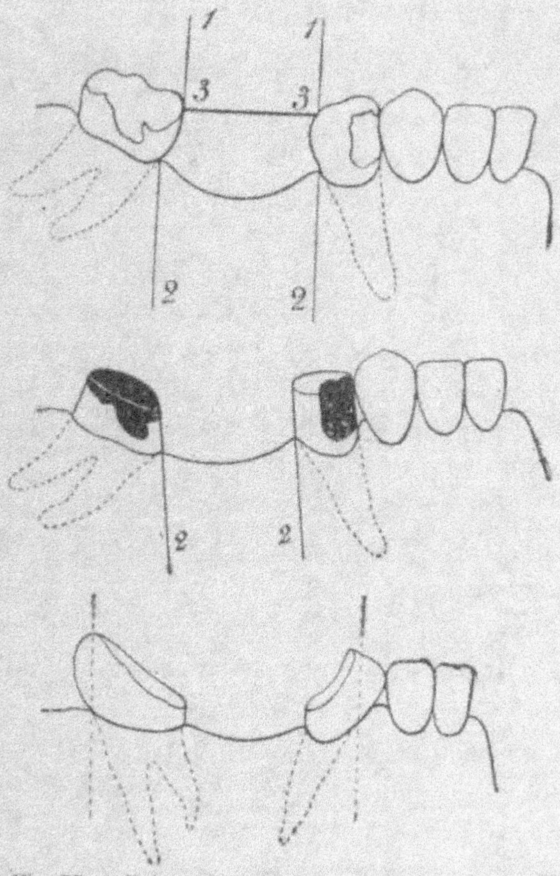

Fig. 77. — Préparation des dents pour un bridge.

En haut : les dents telles qu'elles se présentent. En 1, 2 et 3 lignes indiquant les meulages nécessaires. — Au milieu : le travail du modèle du haut est terminé, les dents piliers sont en parallélisme dans l'espace interdentaire. — En bas : les dents sont inversées dans le sens opposé au modèle du haut. — En pointillé le meulage nécessaire pour mettre les piliers en parallélisme.

delà (ne pas hésiter à prendre une empreinte étendue). Laisser bien durcir le plâtre afin de ramener si possible les piliers dans l'empreinte, cela évitera toute erreur de position.

c) Prendre au stents une empreinte de l'antagonisme.

Envoyer le tout au laboratoire en signalant si l'on désire un pont tout en or ou avec facettes de porcelaine ce qui est indiqué pour la partie visible du bridge. On ne discutera pas ici les avantages et inconvénients du bridge à pont et du bridge à selle, chacun a ses partisans convaincus et irréductibles. En pratique il faut conseiller le bridge qui, tout en modelant les dents jusqu'au contact gingival, possédera des espaces interdentaires et un plan incliné intrabuccal permettant le nettoyage de cette zone où s'accumulent facilement les aliments.

C. — Mise en place. Ajustage. — Le bridge est terminé :

a) Faire un essayage définitif afin de s'assurer qu'il se place facilement.

b) Faire de suite les quelques rectifications d'articulé nécessaires.

c) Procéder au scellement au ciment comme cela a été indiqué.

d) Dans la suite faire les quelques retouches d'articulation nécessitées par l'épaisseur du ciment.

Réparations au cabinet des pièces
de prothèse fixe.

Le remplacement d'une face porcelaine brisée est une chose simple lorsqu'il s'agit de dents interchangeables qu'il suffit d'ajuster et de fixer au ciment ; il n'en est pas de même lorsque l'on a affaire à des dents soudées. Dans ce dernier cas il n'y a que deux solutions : ou desceller la pièce et l'envoyer au laboratoire ou faire une réparation en bouche en fraisant deux nouveaux orifices à la dimension des crampons de la nouvelle dent que l'on fixera avec du ciment.

L'usure ou la rupture d'une pièce de prothèse nécessite son descellement et son remplacement. Pour une dent à pivot l'accident le plus fréquent est la rupture du pivot au niveau de la plaquette. Pour extraire le pivot il faut avec une fraise très fine faire un sillon autour du pivot inclus jusqu'à ce qu'il puisse être enlevé avec une pince. Il s'agit d'un travail long et délicat. Pour une couronne à desceller le travail est simple : il suffit de sectionner la face intra ou extra-buccale au moyen d'une pince coupante à couronne, puis la décoller peu à peu avec un instrument formant levier ou avec un davier fin faisant office de pince plate. Quant aux bridges la technique de leurs réparations rentre dans un des cas précédents.

Les pièces de prothèse enlevées, leur reconstitution est faite au laboratoire et ne sera pas décrite ici.

PROTHÈSE AMOVIBLE

Appareils dentaires.

La prothèse amovible comprend les appareils en caoutchouc ou vulcanite et les appareils en métal ; le principe de tous ces appareils est le suivant : une plaque base se moulant sur la muqueuse buccale et des dents fixées sur cette plaque. Le métal le plus couramment employé est l'or, cependant l'on ne peut passer sous silence l'existence du Victoria et du Randolph qui rendent des services intéressants lorsque la prothèse s'adresse à de petites bourses. Le métal peut être employé estampé ou coulé, ce sont des détails de laboratoire sur lesquels on n'insistera pas et avant de décrire les divers temps opératoires du cabinet on signalera qu'avant de pratiquer une prothèse il faut s'occuper de l'état buccal.

Procéder à un nettoyage de la bouche en enlevant d'une part les dépôts de tartre et d'autre part les dents impossibles à conserver et surtout toutes les racines la plupart du temps infectées. Une lutte s'engage souvent entre l'opérateur et le patient car ce dernier, le plus fréquemment par pusillanimité, s'oppose de toutes ses forces à ces extractions. Pourtant une question se pose : au *niveau des dents de bouche* n'y a-t-il pas avantage à conserver les racines afin d'éviter l'affaissement des procès alvéolaires ? Théoriquement il faut répondre oui mais à une seule condition c'est que les racines conservées soient traitées et obturées avec cône gutta, eugénate et un ciment ou amalgame. En pratique les choses sont moins simples et soit par incurie de l'opérateur, soit surtout par manque d'hygiène du sujet on trouve souvent au niveau de ces racines des réactions gingivales dont le moindre désagrément est la douleur. Il faudra donc dans tous ces cas recommander une propreté méticuleuse et conseiller un examen assez fréquent de cette zone buccale. Pour toutes les autres régions de la bouche il faut refuser absolument la pose d'un appareil sur des débris dentaires. Une question est souvent posée par le client : combien de temps après la dernière extraction peut-on placer un appareil ? Ce délai est variable suivant la rapidité de la cicatrisation. Si cela est possible il vaut mieux attendre assez longuement (un à trois mois) surtout lorsqu'il s'agit d'appareil complet, les retouches dans la suite seront moins nombreuses.

En admettant les règles précédentes observées un client se présente au cabinet et demande quelques conseils ; quel type d'appareils conseiller ? La question est simple et à tous points de vue l'appareil or représente le minimum d'inconvénients et de désagréments. Malheureusement son prix de revient élevé en limite très sensiblement l'emploi ; aussi peut-on conseiller l'usage d'autres métaux (Victoria et Randolph) qui bien entretenus rendent de très grands services. L'appareil en caoutchouc est rentré tellement dans la pratique courante qu'il semble inutile d'insister longuement.

Les divers temps opératoires du cabinet comprennent :

La prise d'empreintes au plâtre ou à la pâte à empreintes.

La prise de l'articulé.

L'essayage de l'appareil en cire.

La mise en place définitive de l'appareil.

Prise d'empreinte au plâtre et aux pâtes.

L'EMPREINTE AU PLATRE. — Rien de plus simple qu'une prise d'empreinte au plâtre et pourtant combien peu de spécialistes savent obtenir une bonne empreinte. En pratique toute empreinte sur laquelle l'on doit travailler devrait être prise au plâtre, c'est le seul moyen d'obtenir un moule parfait de la région maxillo-dentaire car le plâtre casse et ne se déforme pas. Avant d'opérer mettre le client au courant du petit travail désagréable que l'on va faire et s'armer de calme, là est tout le secret.

a) Dans un bol de caoutchouc mettre la quantité d'eau nécessaire pour faire le plâtre. Employer de l'eau contenant soit 25 grammes de sulfate de potasse par litre, soit 150 à 200 grammes de gros sel par litre. Ajouter à cette eau préparée d'avance un peu d'eau chaude afin d'activer la prise du plâtre et d'éviter la sensation désagréable de l'eau froide. Faire tomber peu à peu le plâtre dans l'eau sans remuer et s'interrompre lorsque le plâtre n'est plus absorbé par le liquide. A ce moment mélanger et porter la bouillie épaisse obtenue dans le porte-empreinte choisi à la dimension du maxillaire (1).

b) Sans précipitation inutile (qui ne peut qu'inquiéter le patient) placer le porte-empreinte dans la bouche en ayant soin de recommander au client de *porter la tête en avant,* cela afin d'éviter les nausées réflexes produites par le contact de l'excès de plâtre contre le voile du palais ou à la base de la langue ; en outre s'il s'agit d'une *empreinte du bas* prier le sujet d'*appliquer la langue contre le palais* afin de pouvoir prendre

(1) Lorsque la voute palatine est très profonde il y a avantage à user du subterfuge suivant : appliquer localement avec une spatule un peu de bouillie plâtrée ; ce plâtre viendra compléter celui se trouvant sur le porte empreinte et l'on évitera ainsi une mauvaise prise d'empreinte.

les crêtes postérieures de l'arc mandibulaire. Recommander le calme absolu, en faire preuve soi-même en accolant lentement et par une pression continue le porte-empreinte contre la région maxillo palatine ou linguale. Pour le bas cette manœuvre est simple, il suffit de comprimer le porte-empreinte avec deux doigts introduits dans la bouche, les pouces ou les

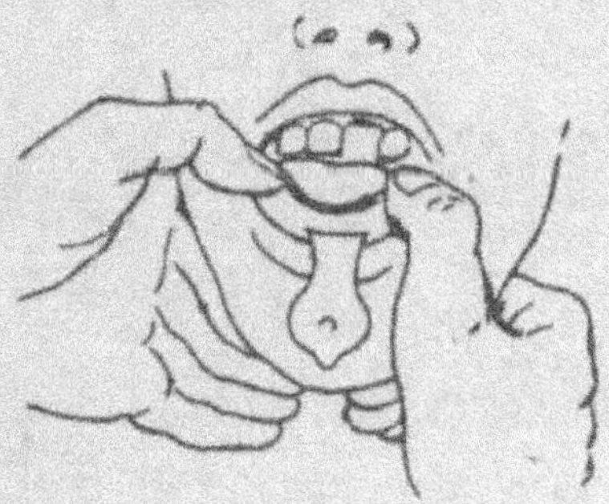

Fig. 78. — Comment il faut appliquer le porte-empreinte pour une prise d'empreinte du bas. L'opérateur est placé devant le sujet (d'après L. Dorez).

doigts prenant point d'appui sur le bord supérieur du maxillaire inférieur (fig. 78). En haut il est nécessaire de faire une petite manœuvre spéciale. Introduire le porte-empreinte en appliquant d'abord la partie postérieure afin de chasser le plâtre en avant, puis appliquer la partie antérieure. Tout en maintenant le porte-empreinte se placer derrière le patient et avec un doigt introduit de chaque côté procéder à la pres-

sion lente qui permettra l'accolement complet
(fig. 79). Très fréquemment une empreinte au plâtre
se prend plus facilement sur un siège bas que sur le
fauteuil d'opérations ; on évite ainsi le mouvement
réflexe du client qui consiste à renverser la tête en
arrière. Pour introduire le porte-empreinte l'opérateur a dû écarter les sillons labiaux : le porte-empreinte

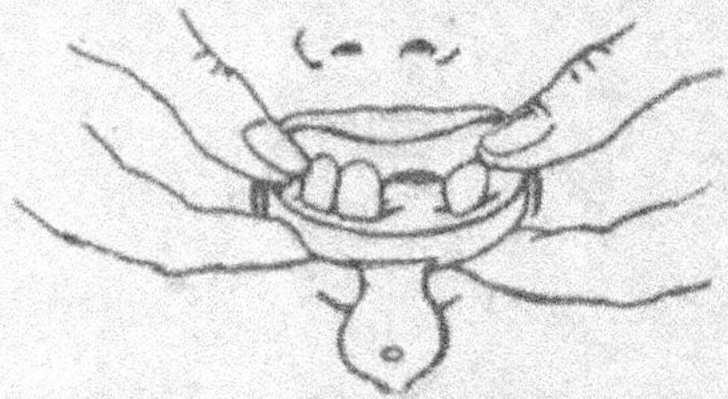

Fig. 79. — Comment il faut appliquer le porte-empreinte pour une
prise d'empreinte du haut. L'opérateur est placé derrière le sujet
(d'après L. Dorez).

placé, avant de l'enfoncer complètement avoir soin
de ramener en avant les lèvres qui ont tendance à
être relevées et bien les appliquer contre le porte-
empreinte afin que le plâtre fuse entre elles et la
gencive, ainsi seront modelés les vestibules si utiles
dans la rétention des appareils complets. Suivre la
progression du durcissement du plâtre en brisant de
temps à autre un des morceaux restés dans le bol de
caoutchouc. Le plâtre doit être retiré lorsque la cassure
d'un de ces morceaux est nette. A ce moment se hâter

sans précipitation et dire au client qu'aucun morceau
ne doit être craché par lui. Par une pression continue
décoller le porte-empreinte avec le plâtre qui veut
bien l'accompagner. Mettre le tout dans une cuvette
et prendre les autres morceaux que l'on placera

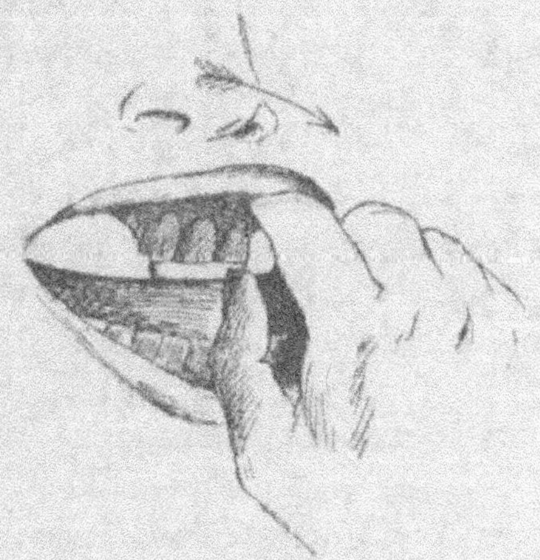

Fig. 80. — Le procédé à employer pour décoller le plâtre
(d'après L. Dorez).

autant que possible dans leur situation normale. Le
décollement du plâtre lorsqu'il y a une assez forte
rétention constitue un temps délicat qui inquiète
souvent le patient et quelquefois l'opérateur. Voici
comment procéder: Pour une empreinte du haut
enlever d'abord la partie antérieure puis glisser un
doigt du côté vestibulaire droit ou gauche et par une
forte pression *dirigée vers l'extérieur* en s'aidant au

besoin de l'autre main décoller une portion du bloc de plâtre (fig. 80) ; faire de même de l'autre côté. La partie palatine vient seule, ramasser tous les morceaux car ils sont souvent indispensables pour reconstituer une partie interdentaire. Pour une empreinte du bas procéder de même. Pendant toutes les manœuvres tranquilliser le client même si à la suite d'une rétention particulièrement marquée l'opérateur est obligé de morceller le plâtre avec l'élévateur ou le pied de biche après avoir amorcé la rupture par des sillons creusés avec un instrument pointu. Laisser le plâtre durcir et se rendre compte si l'empreinte est suffisante en faisant une reconstitution rapide. Telle est, résumée, la prise de l'empreinte au plâtre qui constitue pour beaucoup une intervention inquiétante.

L'EMPREINTE AUX PATES A EMPREINTES. — Les pâtes à empreintes de quelque marque qu'elles soient sont un mélange de cire et de paraffine ou de résine. Nous indiquerons la pâte de Kerr, le Crown de Ash, le Stents ou Godiva. Les pâtes doivent être réservées aux travaux ne nécessitant pas une précision absolue et aux prises d'articulés ; malheureusement beaucoup d'opérateurs, par ignorance, par paresse ou par timidité se servent presque uniquement des pâtes pour les prises d'empreintes. Le mode opératoire est simple : faire ramollir la pâte dans de l'eau chaude sans jamais dépasser 60°, la placer dans le porte-empreinte et l'appliquer en bouche comme pour la prise au plâtre. Laisser durcir et retirer. Plusieurs inconvénients caractérisent l'emploi des pâtes, le plus important consiste dans la déformation que subit la pâte lorsque les dents ne sont pas tout à fait dans le parallélisme ; cela se constate par le tirage au niveau de l'empreinte. En outre la pâte qui devrait servir une seule fois, puisque sa stérilisation est impossible, est le plus souvent employée jusqu'à la fin pour des raisons économiques. Il faut pourtant se rendre compte que malgré tous ces inconvénients les pâtes sont universellement utilisées.

Les empreintes étant prises il faut les adresser au laboratoire en indiquant quel est le genre d'appareils qui doit être confectionné ; en effet s'il s'agit d'une pièce en or la plaque peut être faite de suite et sur cette plaque un peu de cire permettra de prendre l'articulé, tandis que s'il s'agit d'un appareil en vulcanite il faut dans la plupart des cas faire une cire d'articulé avant de monter l'appareil. Cette cire d'articulé varie d'importance suivant le nombre de dents restantes, en effet chez un édenté ce temps prend une grande importance alors que chez un individu possédant la majorité de ses dents cette cire est inutile ou peut être remplacée par une épaisseur de cire sur laquelle on fait mordre le sujet.

Prise d'un articulé ou antagonisme (1).

Le laboratoire envoie une cire d'articulé, tel est le cas que nous décrirons actuellement car à la fin de ces divers temps de prothèse au cabinet nous donnerons les renseignements nécessaires pour confectionner cette cire ce qui évitera une perte de temps importante. Une cire d'articulé se compose de deux parties une base se moulant sur la gencive, cette base est généralement en pâte à empreintes avec un renfort métallique et sur elle un ou plusieurs bourlins de cire remplaçant les dents absentes. Sur cette cire doivent venir s'imprimer les dents antagonistes. La prise d'un articulé est un temps délicat surtout lorsqu'il s'agit d'un appareil complet, par contre la prise d'un articulé pour appareil partiel est beaucoup plus simple.

PRISE D'UN ARTICULÉ POUR APPAREIL PARTIEL. — *Ce qu'il faut faire : a)* Faire placer les maxillaires en occlusion normale sans mettre aucun appareil et sans toucher à la bouche du sujet. Il y a beaucoup de chances pour que cet articulé soit le normal. S'en rendre compte et noter les particularités de cet articulé (articulé normal c'est-à-dire avec dents supérieures débordant les inférieures ou articulé inverse

(1) Voir page 211. Addendum.

c'est-à-dire dents inférieures débordant les supérieures ou articulé bout à bout).

b) Ramollir un peu les boudins de cire avec une spatule chaude et mettre la cire d'articulation en bouche, prier le sujet de fermer lentement la bouche *sans projeter en avant le maxillaire inférieur* ce qui est un mouvement instinctif et suivre le mouvement en rectifiant toutes erreurs. L'articulé fermé regarder s'il y a similitude d'antagonisme avec celui constaté précédemment et retirer la cire.

PRISE D'UN ARTICULÉ POUR APPAREIL COMPLET. — *Ce qu'il faut faire* : Temps très délicat puisque de l'exactitude de cet antagonisme dépendra l'ajustage de l'appareil. Rien ici ne guide l'opérateur qui devra s'occuper non seulement de la position du maxillaire inférieur par rapport au supérieur mais aussi de la hauteur à donner à l'appareil.

a) Mettre le sujet au repos normal et étudier son profil afin de savoir quelle est la situation de la pointe du menton par rapport à la lèvre supérieure.

b) Ramollir les boudins de cire et mettre les deux cires en bouche en commençant par l'inférieure. La cire supérieure étant maintenue accolée au palais par l'opérateur faire mordre le sujet très lentement en lui recommandant de ne pas *projeter son maxillaire en avant*. Interrompre le mouvement d'occlusion dès que

la hauteur semble atteinte et étudier le sujet d'une
part de profil pour voir si le maxillaire inférieur n'est
pas en prognathisme, d'autre part de face pour voir
si la hauteur est bonne. Deux procédés pratiques
existent pour se rendre compte de la hauteur nécessaire. Le premier consiste à faire fermer les lèvres et à
voir si ce mouvement s'accomplit sans nécessiter une
contraction musculaire anormale. Le second consiste
à mesurer la longueur sous-naso-mentonnière qui doit
être égale à la hauteur de la pointe à la racine du nez et à
la longueur de la racine du nez au sommet du front (1).
A noter que les cires d'articulation doivent être façon-
nées de telle sorte que la ligne de séparation entre les
deux boudins de cire se trouve en regard de la ligne
d'occlusion normale des lèvres (fig. 81). Ces quelques
notions accompagnées d'une étude d'ensemble de
l'esthétique faciale permettent de prendre une bonne
cire d'articulation chez un édenté. Du reste, très fréquemment il faut recommencer plusieurs fois la prise
d'un articulé et de plus lors de l'essayage de l'appareil sur cire des retouches sont nécessaires, rien n'est
plus simple.

(1) Ovize (Rev. Stomato 1906) donne comme indications permettant de se rendre compte de la hauteur d'articulation le procédé
suivant : la hauteur est exacte lorsque les plans gingivaux supérieurs et inférieurs sont parallèles. Lorsque ce parallélisme n'est pas
possible il faut rechercher le parallélisme du plan triturant et du
plan gingival inférieur ou supérieur.

L'articulation bien prise il faut coller en bouche les deux cires afin qu'aucun mouvement anormal ne modifie leurs positions lors de leur sortie. Avec une spatule chaude ramollir les boudins et par des traits profonds les fixer. Retirer les cires, prendre au moyen du chapelet de Trey la teinte des dents à remplacer et envoyer le tout au laboratoire qui pourra

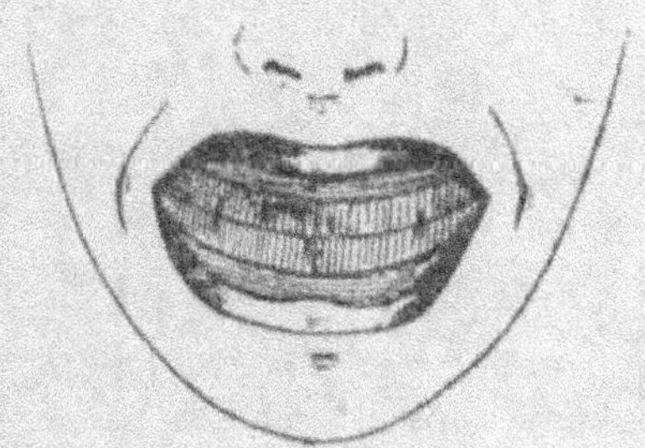

Fig. 81. — Position de la ligne de séparation des deux boudins de cire (d'après L. Dorez).

procéder au montage de l'appareil. Les deux modèles tirés sur les empreintes précédemment prises seront mis en articulateur après avoir placé les cires d'articulation afin d'avoir la reproduction exacte de l'articulation.

Essayage de l'appareil sur cire.

Le laboratoire envoie placé sur son modèle un appareil monté sur cire ; il faut procéder à l'essayage afin de

voir si l'articulation est bien observée, si la hauteur de
l'appareil est bonne et si les dents sont bien assorties
comme dimension et teinte. Placer l'appareil et se
rendre compte des modifications à faire. Ne pas laisser
longuement l'appareil en bouche car la cire se ramollit
vite et peut se déformer ; le remettre sur le modèle et
pratiquer les retouches nécessaires. Avec une spatule
chaude et de la cire rose il est facile de modifier la position des dents dans un sens ou dans un autre. Lors de
l'essayage d'un appareil partiel il faut se rendre compte
si l'articulé est bien fermé et les dents bien placées.
Pour un complet le temps est plus délicat : placer
d'abord le bas puis maintenant le haut avec les doigts
prier le sujet de fermer la bouche sans serrer pour ne
pas déformer les cires. Plusieurs choses à contrôler.
α) La *hauteur de l'appareil* ; β) la *position de l'articulation* qui est assez souvent à modifier le sujet ayant fait
une erreur lors du temps précédent ; γ) le *contact des deux
appareils dans la partie antérieure et postérieure* car
assez souvent un côté porte plus que l'autre ce qui
occasionne un mouvement de bascule décollant l'appareil du haut. Les modifications à apporter à cet
essayage peuvent être faites de suite, ce qui est préférable, mais souvent le temps manque aussi voici comment procéder :

Il s'agit de dents trop hautes d'un côté. — Prendre un
morceau de cire rose en une ou plusieurs épaisseurs, le

ramollir à la chaleur, le placer sur les dents et faire mordre à fond. La différence de hauteur sera inscrite sur l'épaisseur de cire restant entre les deux appareils.

Il s'agit d'une erreur d'articulation. — Ne pas s'occuper des dents de l'appareil et fixer les cires dans leur nouvelle position. L'appareil est à remonter avec l'articulation exacte.

Il s'agit d'une modification de détail. — Le meilleur moyen est de procéder sur place à la rectification, cela est préférable à toutes les observations écrites et plus ou moins claires. L'appareil essayé est ou à terminer ou à retoucher pour un nouvel essayage. L'opérateur décidera ce qu'il veut faire et adressera au laboratoire ses observations.

Mise en bouche. Ajustage.

L'appareil revient terminé par le laboratoire. Il faut le mettre en bouche et procéder aux retouches urgentes pour que son ajustage soit aussi parfait que possible. Prier le client de porter l'appareil pendant quelques jours et lui demander de revenir afin que l'ajustage soit complété progressivement. Jusqu'à accoutumance de la muqueuse l'appareil sera cause de gêne d'un côté ou d'un autre et l'on n'obtiendra la perfection qu'après plusieurs retouches pendant cette désagréable période d'accommodation. Il faudra prévenir le client pour tout appareil complet que ce n'est qu'après plusieurs mois (trois à quatre environ) qu'il arrivera à s'habituer à l'appareil et à le faire tenir en bouche. Cette habitude à prendre est dans certains cas assez longue et constitue le cauchemar du prothésiste.

NOTIONS DE PROTHÈSE DE LABORATOIRE
UTILES AU PRATICIEN

Dans les chapitres précédents la prothèse du cabinet a été seule exposée pourtant il est utile de savoir couler un modèle ou bosse et de savoir faire une cire d'articulé. De plus beaucoup de sujets ne possèdent qu'un appareil prothétique; le temps nécessité par l'expédition est souvent trop long pour qu'il puisse être envoyé en réparation aussi ce travail sera-t-il décrit, cela permettra d'initier un peu le praticien aux travaux du laboratoire.

Confection d'un modèle et d'une cire d'articulé.

Prenons l'exemple d'un appareil partiel, il en sera de même pour l'appareil complet mais au lieu de plusieurs boudins de cire comblant les espaces interdentaires il n'y en aura qu'un seul. L'opérateur a pris une empreinte au plâtre qu'il a mise de côté pour le montage de l'appareil. Afin de confectionner une cire il prendra une autre empreinte aux pâtes qui donne une précision bien suffisante pour faire une cire d'articulé.

CONFECTION DU MODÈLE :

a) Préparer du plâtre de la façon indiquée précédemment, (voir page 168) en mettre dans les creux de l'empreinte en frappant assez fortement le porte-empreinte contre une table afin de chasser les bulles d'air qui donneraient lieu à des soufflures. Puis sur une plaque de verre déposer une petite masse de plâtre sur laquelle on retournera le porte-empreinte en l'écrasant de façon à donner une base au modèle. Le plâtre étant un peu pris, égaliser les bords avec un couteau et laisser durcir.

b) Le plâtre étant dur tremper le tout dans l'eau chaude et, la pâte ramollie, la dégager peu à peu et l'enlever. Il reste le modèle qu'il suffira de laisser sécher puis de talquer.

CONFECTION DE LA CIRE D'ARTICULÉ :

a) Prendre une pâte à empreintes, la laminer avec une bouteille sur une table passée au talc. Atteindre l'épaisseur d'un demi à un millimètre.

b) Appliquer sur le modèle cette pâte ramollie à la chaleur. La faire pénétrer dans les espaces interdentaires et recouvrir la région vestibulaire lorsqu'il s'agit d'un appareil complet. Cette application se fait facilement au moyen d'un tampon de coton placé à l'extrémité d'une pince et en ayant soin de réchauffer fréquemment la pâte à une flamme.

c) Couper l'excédent de pâte avec une spatule à cire chauffée et appliquer à la partie interne de cette base une tige de fil de fer mise en forme et chauffée (fig. 82). La tige pénètre dans la pâte qui en refroidissant la fixe

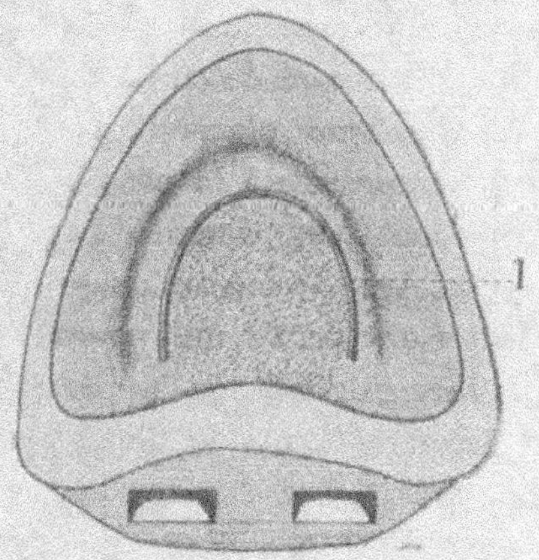

Fig. 82. — Une base d'articulé avec son renfort métallique (1).

et ainsi la cire d'articulé acquiert une plus grande rigidité.

d) A la flamme ramollir de la cire rose et appliquer un ou plusieurs boudins à la hauteur indiquée par les autres dents ou à la hauteur d'un centimètre environ lorsqu'il s'agit d'appareils complets.

La cire d'articulation est prête. Cette confection est

extrêmement rapide et permet d'éviter une séance remise à plus tard.

Réparation d'un appareil en caoutchouc.

A) Préparation de la réparation :

a) Il s'agit d'une cassure nette sans perte de substance, rapprocher les deux morceaux et les fixer avec un peu de cire collante ou de cire à cacheter. Il s'agit d'une *cassure compliquée*, placer l'appareil en bouche et prendre une empreinte à la pâte que l'on laissera durcir suffisamment pour ramener l'appareil avec le porte-empreinte. Agir de même lorsqu'il faudra remplacer ou ajouter une dent à un appareil.

b) Huiler la face gingivale de l'appareil et couler un modèle qui donnera le moule de la cavité buccale lorsque la réparation doit être faite sans prise d'empreinte. Dans l'autre cas couler un modèle avec l'empreinte contenant l'appareil.

c) Le plâtre dur enlever l'appareil de son modèle et au moyen d'une scie fine ou d'une lime supprimer environ deux millimètres de caoutchouc de chaque côté de la cassure. Puis après amincissement des bords sur un centimètre environ au moyen d'une échoppe ou d'une lime pratiquer le long des bords des queues d'aronde (fig. 83) et sur la partie amincie faire des trous avec une fraise ronde.

d) Huiler le modèle en plâtre et remettre l'appareil en place, avec de la cire rosé combler l'espace à réparer et la modeler de façon à ce qu'elle soit de même épaisseur que l'ancienne vulcanite.

La première partie du travail est terminée.

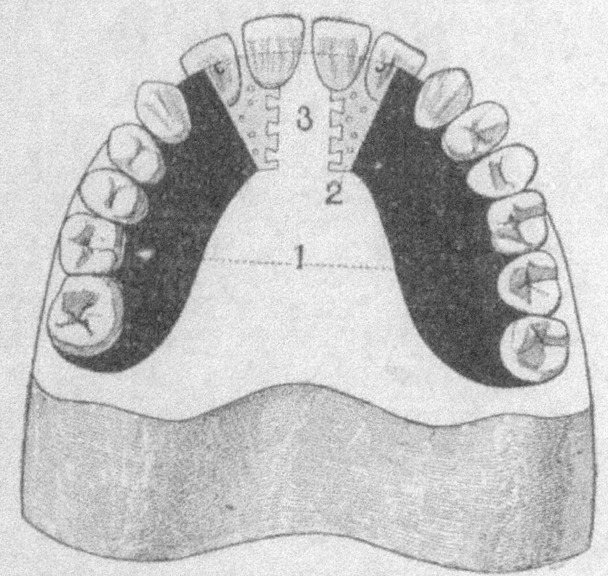

Fig. 83. — Réparation d'un appareil en caoutchouc.
1. Ancien appareil. — 2. Zone d'amincissement avec queues d'aronde et orifices de rétention. — Cassure.

B. — MISE EN MOUFLE :

a) Le moufle dont l'emploi est conseillé est une boîte de bronze composée de trois parties réunies entre elles

par deux clavettes latérales (fig. 84). (Employer le
moufle n° 3). Séparer le moufle et dans la partie du
fond mettre du plâtre préparé comme cela a été indiqué. Frapper le moufle sur la table afin de chasser les

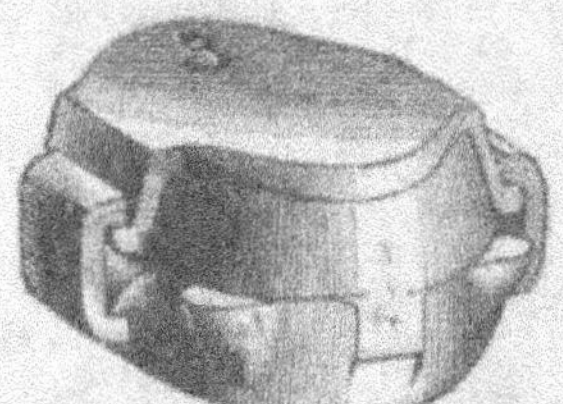

Fig. 84. — Moufle à clavettes.

bulles d'air et placer la pièce à réparer face buccale
au-dessus ; du reste pour éviter toute déformation il
est préférable de mettre la pièce laissée sur le modèle
taillé en conséquence. La pièce et le plâtre doivent

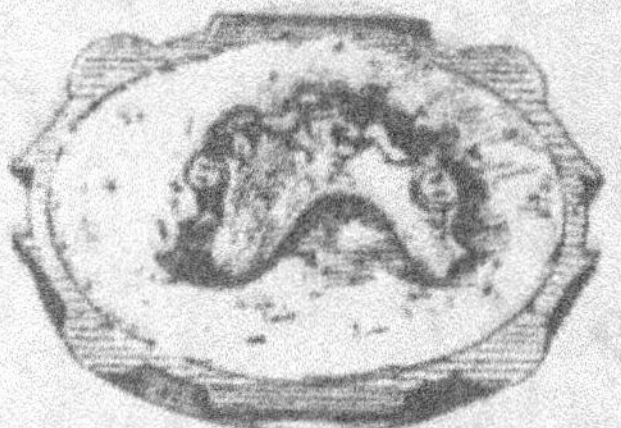

Fig. 85. — Mise en moufle premier temps (d'après L. Danez).

arriver au niveau des bords du moufle (fig. 85). Enlever de la plaque toutes les bavures de plâtre et attendre le durcissement tout en lissant le plâtre avec un
peu d'eau et en enlevant toutes arêtes qui pourraient

être une cause de rétention dans la suite. Le plâtre dur, talquer ou huiler la partie qui vient d'être coulée (plâtre et appareil) puis placer la contre-partie du moufle (fig. 86). Dans cette contre-partie couler du plâtre nouvellement préparé, frapper le moufle pour assurer l'élimination des soufflures, mettre le couvercle et placer les clavettes qui seront serrées modérément. Laisser durcir une demi-heure au moins.

b) Le plâtre dur enlever les clavettes, donner quel-

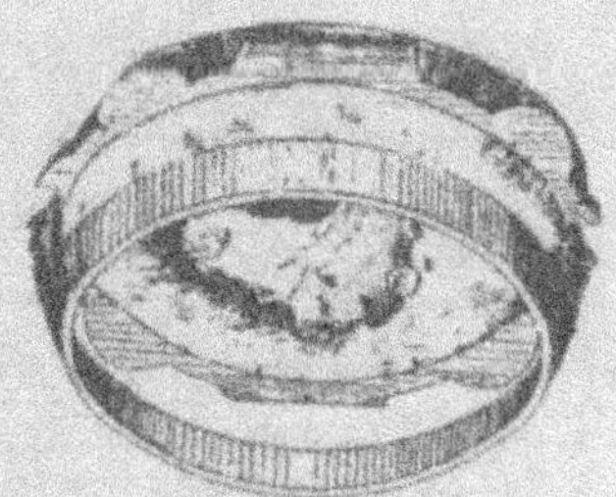

Fig. 86. — Le 1er temps de la mise en moufle est terminé. Début du 2e temps, mise en place de la contre-partie (d'après L. Dorez).

ques coups de maillet en bois sur la séparation du fond et de la contre-partie, introduire dans la fente l'extrémité d'un instrument et faire levier pour décoller la contre-partie qui doit venir facilement si le plâtre a été bien talqué ou huilé. Mettre moufle et contre-partie dans l'eau et faire bouillir un moment. Cette manœuvre fait fondre la cire rose et chauffe le plâtre permettant au caoutchouc de s'insinuer dans les interstices, qu'il devra remplir. En même temps couper en petits carrés avec des ciseaux le caoutchouc de couleur appropriée (rose, rouge ou noir) et le mettre dans une assiette placée sur la casserole où plonge le moufle. Ce caoutchouc se ramollira sous l'influence de la chaleur produite par la vapeur d'eau et le bourrage en sera facilité d'autant. En résumé pour bourrer il faut un moufle et du caoutchouc chauds.

C. — BOURRAGE :

Le moufle est prêt pour le bourrage.

a) Le sortir de l'eau puis avec une précelle d'atelier prendre le caoutchouc tandis que l'autre main armée d'une spatule le tassera au niveau de la réparation sans abîmer le plâtre. Lorsque la pièce possède de la fausse gencive rose à remplacer il faut commencer le bourrage par cette région. La perte de substance étant remplie de caoutchouc, prendre un petit morceau de la toile séparant les feuilles de caoutchouc, la couper à la dimension approximative de la pièce, la mouiller et l'appliquer sur le caoutchouc nouvellement ajouté. Placer la contre-partie et procéder au serrage pour faire fuser le caoutchouc dans tous les interstices. Ce serrage se fait en général avec une presse (fig. 87) mais au besoin comme moyen de fortune on peut le pratiquer en introduisant à fond les clavettes.

b) Le serrage obtenu ouvrir le moufle, contrôler si

le caoutchouc remplit bien tout l'espace à réparer, en
rajouter si nécessaire et serrer à nouveau. Dès que ce
temps est terminé enlever la toile et avec une spatule
un peu chauffée couper les bavures qui débordent la
zone de réparation, cela fera du temps gagné pour la
suite du travail. Remettre la contre-partie avec le

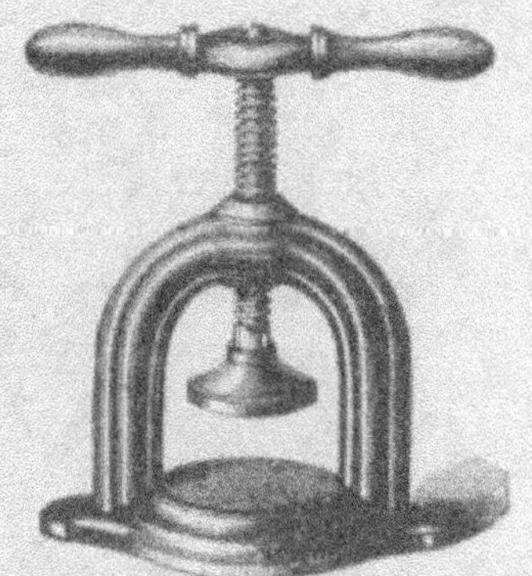

Fig. 87 — Presse à moufles.

couvercle et placer les clavettes à fond. Le moufle est
prêt pour la cuisson.

D. — CUISSON :

La machine servant à faire la cuisson-vulcanisation
du caoutchouc est analogue aux autoclaves à stérilisation mais avec la possibilité de monter à une température plus élevée. Son entretien et son fonctionnement
étant les mêmes il ne sera donné que les rensei-

gnements spéciaux concernant la cuisson du caoutchouc. La plupart des appareils possèdent, pour l'emploi du gaz, un manomètre à réglage automatique ;
lorsque l'on utilise l'essence ou le pétrole (lampe Pri-
mus etc.) il faut surveiller et régler l'appareil. La température à atteindre et à maintenir une heure environ
est de 175° ou 8 à 10 kilogs de pression. Du reste cette
température varie un peu avec les marques de
caoutchouc et est inscrite dans une notice placée dans
chaque boîte ; il suffira de se conformer à ces indications.

E. — Démoulage :

La pièce cuite et le moufle refroidi à l'eau si l'on est
pressé il faut procéder au démoulage. Ouvrir le moufle
comme cela a été indiqué précédemment et entamer
le plâtre peu à peu avec une pointe de couteau. Faire
attention afin de ne pas fracturer une dent ou léser
le caoutchouc. Rincer la pièce et la brosser vigoureu-
sement pour enlever les restes de plâtre qui s'éliminent
souvent difficilement.

F. — Décapage :

Au moyen de limes à caoutchouc, de grattoirs,
d'échoppes, d'onglettes ou de gouges enlever l'excédent
de caoutchouc jusqu'à ce que la réparation soit unie
et ait l'épaisseur de l'autre partie de la pièce. Ne *jamais*

toucher à la partie de l'appareil adhérente à la muqueuse, cette partie doit être nettoyée uniquement par brossage. Le travail terminé il ne reste plus qu'à polir la pièce.

G. — Polissage :

Deux temps : polissage à la ponce pulvérisée délayée dans un peu d'eau et polissage au blanc d'Espagne qui donne du brillant et du fini. Le polissage se fait au moyen d'un tour d'atelier sur lequel se montent soit la brosse noire ou le cône de feutre pour la ponce soit le mouton ou une brosse blanche douce pour le blanc d'Espagne.

Le polissage à la ponce doit être pratiqué avec une brosse noire pour les régions saillantes de l'appareil, par contre pour les parties creuses comme le palais il faut souvent employer le cône de feutre. Quoi qu'il en soit ce polissage doit faire disparaître toutes les traces et raies produites par les instruments, aussi le fait-on souvent précéder d'un lissage à la toile ou au papier de verre à grains fins.

Notions diverses de pratique.

LES DENTS CONTREPLAQUÉES. — Contreplaquer une dent consiste à mettre à la partie postérieure d'une face dentaire une plaque métallique (or généralement) afin d'accroître la solidité de cette dent. Dans quels cas faut-il contreplaquer les dents ? D'une façon générale il faut contreplaquer lorsque le contact de l'antagonisme avec la dent artificielle est serré c'est-à-dire en cas de force masticatrice très grande ou d'articulation basse. Les faces dentaires ne se plaçant la plupart du temps que dans la région visible de la bouche le contreplaquage ne peut intéresser que ces dents. Du reste dans la plupart des cas le laboratoire jugera lui-même de la nécessité de contreplaquer une dent.

La fausse gencive. — Tout appareil complet doit avoir de la fausse gencive rose au niveau du vestibule car elle constitue un élément important de rétention. Il n'en est pas de même pour les appareils partiels qui sont le plus souvent montés sans cette fausse gencive. Il ne faut en effet la mettre qu'en cas de nécessité de rembourrage lors d'une perte de substance. Dans tous les cas partir du principe que cette partie d'un appareil ne représente rien de très esthétique et que par conséquent elle doit être supprimée dans la mesure du possible.

Succions et ressorts. — Jadis beaucoup d'appareils possédaient comme moyen de rétention une succion dite en cœur constituée par une chambre de vide ménagée dans l'épaisseur de la plaque palatine de l'appareil ; d'autres avaient une succion métallique for-

mée d'une rondelle de caoutchouc maintenue par une
plaquette métallique du type succion Rauhe ou
Godart. Actuellement ces divers modes de rétention
sont à peu près abandonnés à part la succion en
cœur qui est assez souvent employée. Dans les com-

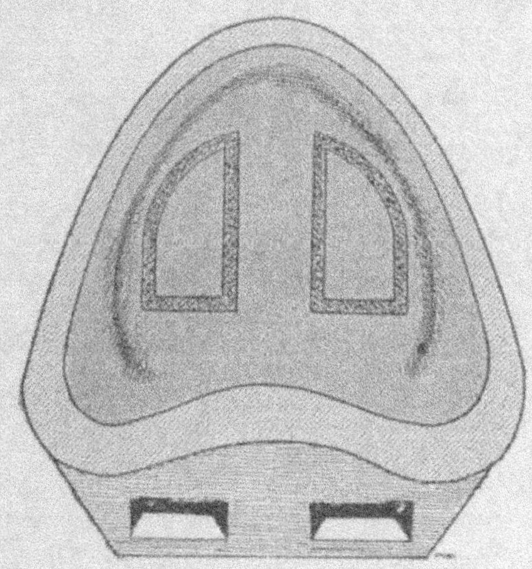

Fig. 88. — Un modèle sur lequel deux succions américaines
ont été taillées.

plets du haut il est utile d'augmenter la rétention
vestibulaire par une succion dite américaine (fig. 88)
qui évite l'aspiration de la muqueuse au niveau du
raphe médian très adhérent à l'apophyse palatine. A
cette succion devrait se limiter l'application de ce
moyen de rétention; dans la pratique l'on est sou-

vent obligé de satisfaire aux exigences peu scientifiques du client habitué à un mode de fixation.

Les ressorts métalliques constituent un moyen ancien de maintien des appareils dans la bouche ; ils devraient théoriquement être supprimés, malheureusement le praticien se trouve souvent en présence

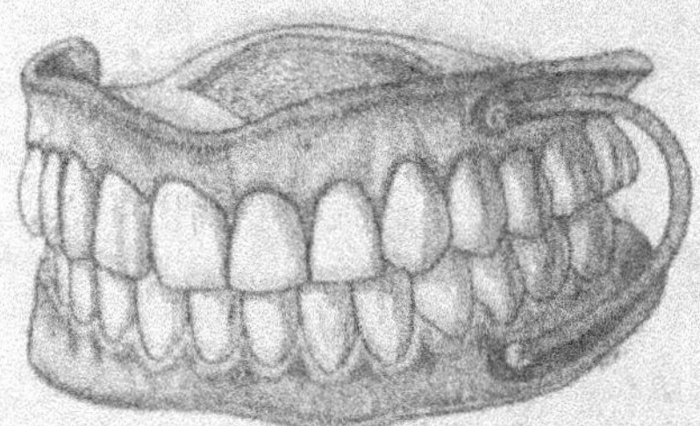

Fig. 89. — Appareil à ressorts et à succion en cœur.

d'obligations extra-scientifiques qui en indiquent l'emploi (fig. 89).

CROCHETS. — Les crochets servant à la fixation des appareils partiels sur les dents restantes doivent être placés dans les régions peu visibles de la bouche. Afin d'éviter dans la mesure du possible les lésions dues au frottement sur la dent il est indiqué de les faire très haut (crochets planés) afin d'augmenter la surface d'application.

APPAREILS EN OR OU EN MÉTAL. — Sur les plaques en métal les dents peuvent être ou soudées ou fixées par l'intermédiaire de caoutchouc. En avant les dents servant surtout de façade seront soudées sur la plaque. De côté elles peuvent être soudées avec adjonction de caoutchouc pour former les talons ou constituées de dents diatoriques retenues par du caoutchouc. Les dents soudées sont les plus esthétiques mais leur fracture demande une réparation un peu spéciale qui n'est guère facile dans la pratique courante. Il va sans dire que pour toute dent soudée le contreplaquage est nécessaire. Le montage de ces appareils est une question de laboratoire qui ne rentre pas dans le cadre de cet ouvrage.

COMMENT BRASER L'OR. — Les bagues employées pour la confection des couronnes sont brasées lorsqu'il s'agit d'or (ce qui est le cas le plus fréquent). Quelquefois ces bagues sont trop larges aussi est-il intéressant de savoir faire une brasure. Biseauter à la lime les deux extrémités de la bande à braser de façon à en réduire l'épaisseur. Appliquer parfaitement les deux extrémités préparées en ayant soin de constater qu'elles se chevauchent un peu. Tenir la bague du côté opposé à la ligne de jonction et placer cette région dans une flamme très chaude (bec Bunsen). L'or rougit et peu après entre en fusion ; il faut surveiller attentivement l'opération afin de retirer la bague au moment opportun car on risque de la voir fondre rapidement. La brasure se fait au début de la fusion qui produit la réunion des deux parties accolées.

ORTHODONTIE (1)

Le but primitif de l'orthodontie était la correction des déviations dentaires ; actuellement sous l'influence de travaux divers (P. Robin en France) elle a un but beaucoup plus médical qu'esthétique en agissant surtout sur le squelette maxillo-facial. L'enfant est souvent un respirateur buccal et le traitement du rhinopharynx par ablation des végétations adénoïdes ne suffit pas pour obtenir une modification importante. La raison en est simple : désobstruer un cavum n'est pas lui rendre sa perméabilité complète car il existe des déformations osseuses qui ne sont modifiables que par un traitement prolongé. Ces déformations se caractérisent par une diminution de la hauteur des fosses nasales. Cette modification anatomique est due à un enfoncement palatin qui entraîne secondairement les déviations de la cloison et l'hypertrophie des cornets (2).

---

(1) Ce chapitre a été écrit en faisant de nombreux emprunts aux travaux du D* P. Robin à qui nous exprimerons ici toute notre reconnaissance.

(2) Comme conséquence de l'atrésie des maxillaires le D* Robin vient de signaler la Glossoptose cause nouvelle d'insuffisance respiratoire.

Ces théories n'ont pas encore acquis une notoriété publique et pour beaucoup l'orthodontie est encore un traitement de luxe. Pourtant les résultats obtenus dans l'état général de l'individu sont très importants et l'on peut constater rapidement que l'orthodontie a perdu son but esthétique pour rentrer dans le cadre de la thérapeutique générale. Du reste ce traitement est actuellement simplifié et à la portée du praticien; la façon de le conduire sera exposée.

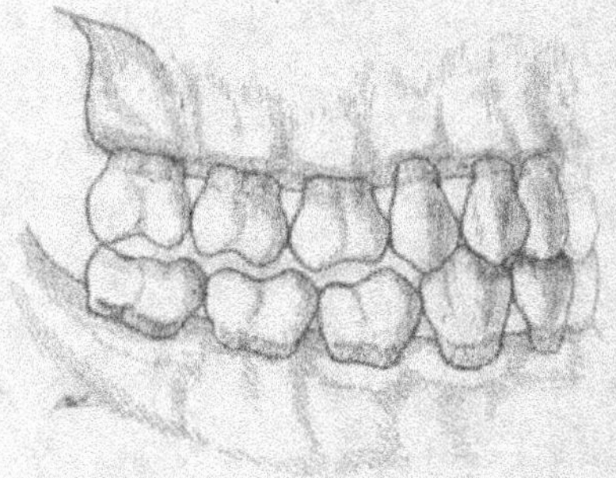

Fig. 90. — Schéma montrant l'articulation normale A signaler que les molaires sont normalement au contact; elles ont été séparées pour la clarté du dessin afin de se rendre un compte exact du mode d'articulation de la première molaire inférieure).

CLASSIFICATION DES TYPES DE MALOCCLUSION. — Diverses classifications ont été proposées, la plus courante est celle d'Angle qui est exposée succinctement.

Classification d'Angle. — Angle prend comme base de sa classification l'articulation de la première mo-

laire inférieure avec la première molaire supérieure.
Normalement cette articulation a la forme suivante :
La molaire inférieure a environ ses deux tiers posté-
rieurs articulés avec la molaire supérieure ; son tiers
antérieur s'articule avec la partie postérieure de la
deuxième prémolaire supérieure (fig. 90). Angle décrit
trois classes :

1re *classe*. — Les rapports des premières molaires

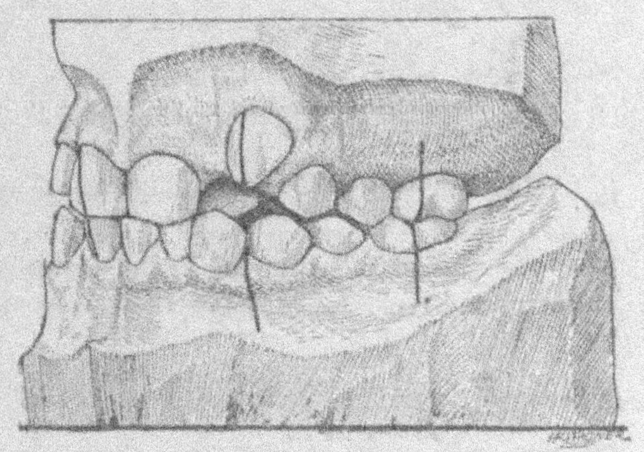

Fig. 91. — La 1re classe d'Angle.
(Remarquer que l'articulation de la première molaire inférieure
est normale).

sont normaux mais les dents sont mal posées (anté-
rétro-latéroversion ou rotation) (fig. 91).

2e *classe*. — La première molaire inférieure est entièrement articulée avec la supérieure ; il y a rétrusion
de l'articulation du maxillaire inférieur avec le supé-

rieur ce qui constitue le rétrognathisme (fig.92). Dans certains cas cette malformation s'accentue au point de produire l'articulation de la première molaire infé-

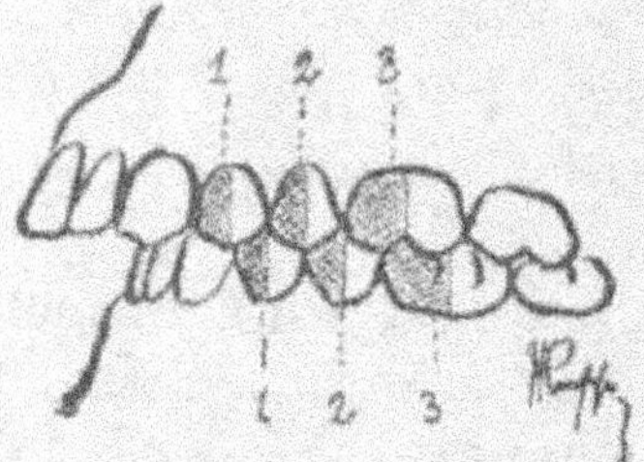

Fig. 92. — La 2ᵉ classe d'Angle (d'après Frey et Ruppe).
Normalement les lignes 1, 2 et 3
devraient être dans le même prolongement.

rieure avec partie ou totalité de la deuxième molaire supérieure.

3ᵉ *classe*. — La première molaire inférieure s'articule en avant de la molaire supérieure (prognathisme) (fig. 93).

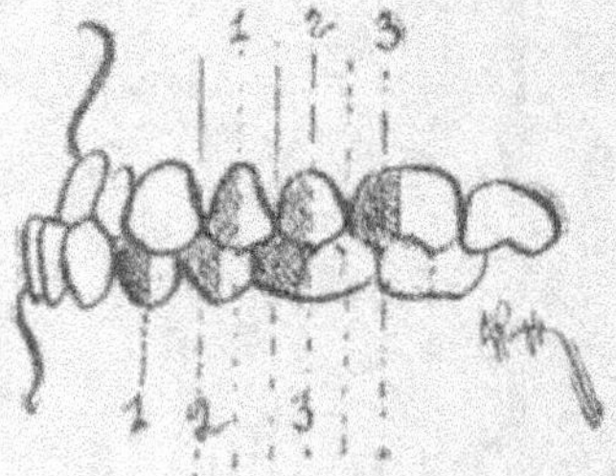

Fig. 93. — La 3ᵉ classe d'Angle (d'après Frey et Ruppe).

Case a donné une classification basée sur l'eumorphie faciale, cette classification est complexe et il sera adopté la suivante qui est celle de P. Robin avec des termes un peu modifiés.

ORTHOGNATHISME ou 1re classe d'Angle.

RÉTROGNATHISME (Opisthognathisme de Robin) ou 2e classe d'Angle.

PROGNATHISME ou 3e classe d'Angle.

En pratique il faut connaître certaines données générales qui permettront de diriger le traitement. Le faciès idéal vu de profil est celui présentant sur le même prolongement le front, la lèvre supérieure et la pointe du menton; en outre les trois hauteurs sous-naso-mentonnière, sous-naso-racine du nez et racine du nez racine des cheveux doivent avoir la même dimension. Il sera donc facile de se rendre compte dans quelle classe rentre le sujet. Au préalable une question fréquemment posée est celle de l'âge que doit avoir le sujet pour commencer le traitement. En pratique il faut le commencer au plus tôt et les résultats seront beaucoup plus rapides si le traitement a été institué de bonne heure c'est-à-dire dès l'éruption des dents permanentes. Certains auteurs (P. Robin) conseillent de le commencer dès l'âge de trois ans si la dysmorphose a été constatée à ce moment, mais à cet âge il est rare que les enfants et surtout les parents acceptent cette thérapeutique de l'utilité de laquelle bien peu se rendent compte.

CE QU'IL FAUT FAIRE AVANT LE TRAITEMENT. — Avant tout traitement d'orthodontie il faut exiger un examen et si nécessaire un traitement pratiqué par l'oto-rhino-laryngologiste. Le cavum et les fosses nasales du sujet doivent avoir été explorées et au besoin désobstruées ; on gagnera du temps et les modifications générales de l'individu seront plus rapides.

LES MÉTHODES DE TRAITEMENT. — Deux méthodes sont en présence l'une et l'autre possédant leurs partisans convaincus. L'une de ces méthodes importée de l'étranger est la méthode d'Angle. Elle consiste à fixer des bagues métalliques sur les premières molaires permanentes (dents de six ans) ; sur ces bagues des tubes spéciaux soudés permettent l'ajustage d'arcs dit d'expansion. Cette méthode dont la valeur ne sera pas discutée n'est pas à la portée du praticien et ne sera pas décrite. L'autre méthode due aux travaux de P. Robin consiste à obtenir la régularisation dentaire et l'expansion maxillaire en dilatant progressivement ce dernier au moyen d'appareils prenant point d'appui sur la face intra-buccale des maxillaires. Cette technique est d'application simple et est à la portée de tout praticien, les résultats en sont remarquables aussi est-ce celle qui est conseillée.

CE QU'IL FAUT FAIRE COMME TRAITEMENT

a) CHEZ UN ORTHOGNATHE. — Dilater les arcades au moyen d'un appareil *Monobloc*. Plus tard si nécessaire *relever l'articulé* pour obtenir l'allongement de certaines dents et aider à la modification de position en poussant les dents avec des chevilles de bois traversant les parois du Monobloc ou au moyen d'anneaux à crochets.

b) CHEZ UN RÉTROGNATHE. — Placer un Monobloc en ayant soin de pratiquer un *saut d'articulé* en avant pour compenser la rétrusion du maxillaire inférieur.

c) CHEZ UN PROGNATHE. — Placer un *Monobloc* avec légère béance de l'articulation s'il faut dilater les deux maxillaires. S'il n'y a que le maxillaire supérieur à dilater un appareil dilatateur masticateur est suffisant.

LE MONOBLOC et les APPAREILS MASTICATEURS.

Le Monobloc est composé de deux valves réunies entre elles par une vis d'expansion et une coulisse qui évite les mouvements de bascule. Ces deux valves se moulent sur le palais, la face buccale des dents et la face linguale du maxillaire inférieur (fig. 94). L'appareil dilatateur masticateur peut être comparé à un demi-monobloc ; il est unimaxillaire et sert le plus souvent pour maintenir un redressement particulièrement au cours des repas. En outre vers la fin du traitement

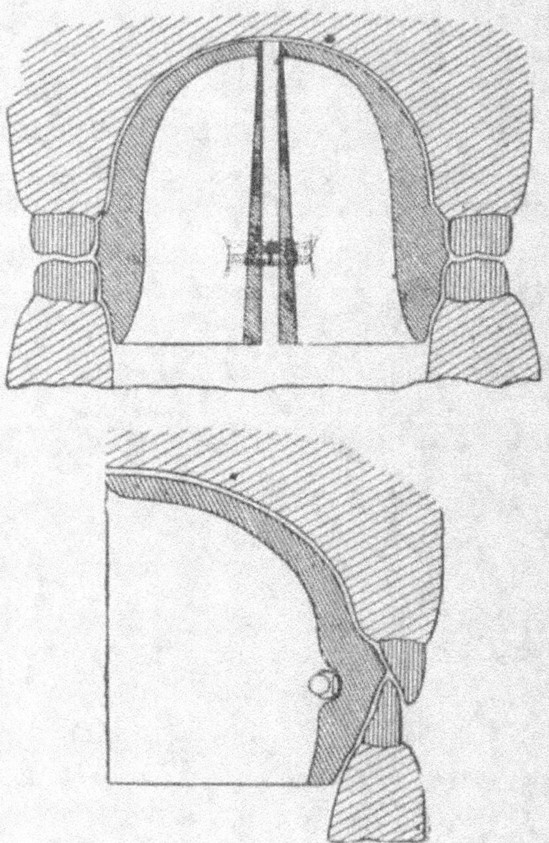

Fig. 94. — Un monobloc sur son modèle.
En haut une section frontale.
En bas une section antéro-postérieure

il peut quelquefois suppléer le Monobloc ce qui est
très apprécié par le sujet.

CE QU'IL FAUT FAIRE AU CABINET :

A. — *Prise de l'empreinte.* — L'empreinte se prend
(haut et bas) avec une pâte, mais il faut avoir soin
d'enfoncer le porte-empreinte afin de bien marquer
les régions gingivales.

B. — *Prise de l'articulé. Saut d'articulé.* — Il y a
des cas (rétrognathisme) où il est nécessaire de pratiquer le saut d'articulation c'est-à-dire de faire porter
le maxillaire inférieur en avant de façon plus ou moins
marquée suivant le degré de rétrognathisme ; ce saut
d'articulé est destiné à demeurer dans la suite et dans
quelques cas il y a lieu de l'augmenter progressivement
(fig. 95). Une fois le degré du saut d'articulation déter-
miné, il faut prendre l'articulé au moyen d'une cire
spéciale. Avant de procéder à cette prise d'articulation voici ce qu'il faut faire : bien étudier le sujet au
point de vue de sa malformation. L'examiner de face
et de profil et lui faire exécuter plusieurs fois le mouvement nouveau destiné à changer son articulé ou à
diminuer l'occlusion des maxillaires (1). Ne pas oublier
qu'il s'agit le plus souvent d'enfants jeunes donc indo-
ciles et ne pratiquer la prise d'articulé que lorsque

(1) Il y a toujours avantage à laisser une légère béance de l'articulation, on évite ainsi le calage d'une arcade par l'antagoniste.

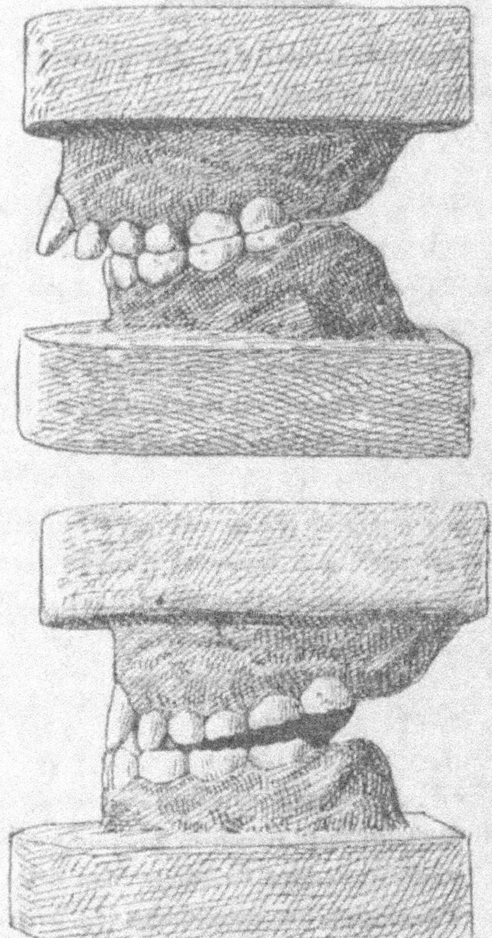

Fig. 95. — Un cas de rétrognathisme.
En haut le modèle représente la position des arcades
avant le traitement.
En bas le modèle représente la position donnée aux arcades par le
saut d'articulé (avec le monobloc en bouche). A remarquer la
béance de l'articulation.

l'on est à peu près sûr de la reproduction des mouvements désirés. Cette prise d'articulé se fait au moyen
d'une épaisseur de cire rose ayant la largeur des arcades dentaires (fig. 96). La longueur est celle de la profondeur de la bouche plus 5 à 6 centimètres pour
la faire déborder en avant des incisives. Au niveau de
celles-ci tailler un orifice ovalaire qui permettra de

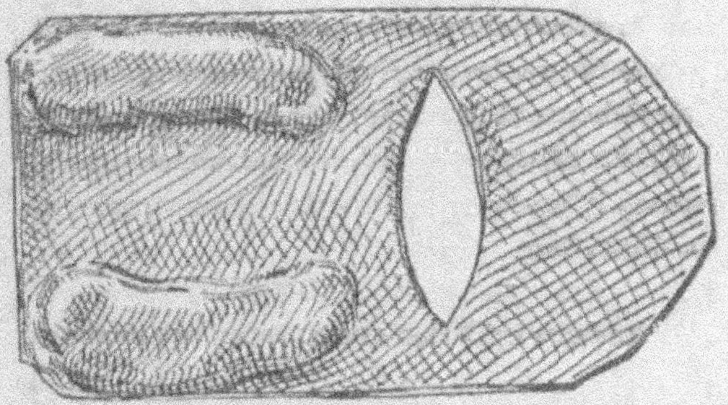

Fig. 96. — La cire d'articulation préparée avec ses deux renforts
et l'orifice ovalaire.

constater la position exacte de l'articulé au moment
de sa prise. De plus au niveau des molaires et prémolaires renforcer cette cire base par deux épaisseurs de
cire ordinaire cette région renforcée sera toujours
placée du côté palatin. Pour prendre l'articulé introduire cette cire dans la bouche en ayant soin de bien
placer l'orifice ovalaire et faire mordre lentement en
dirigeant les mouvements de façon à obtenir l'articulé

et la hauteur que l'on désire voir donner à l'appareil. Envoyer le tout au laboratoire.

ESSAYAGE ET MISE EN PLACE. — Le Monobloc étant fait en vulcanite le laboratoire exécute d'abord un montage sur cire. Cette cire peut faire l'objet d'un essayage mais cela n'est pas indispensable et souvent l'appareil est terminé de suite. Lors de sa mise en place il faudra procéder aux retouches nécessaires tant pour éviter de blesser les gencives que pour supprimer toute partie débordante pouvant gêner l'action de l'appareil (1). Au début et jusqu'à accoutumance (huit jours environ) il faudra se contenter d'un simple contact sans dilatation.

COMMENT DOIT ÊTRE CONDUIT LE TRAITEMENT. SA DURÉE.

L'appareil doit être porté continuellement à l'exception des repas ; les arcades dentaires seront serrées.

La dilatation doit être faite au maximum une fois par semaine et d'un quart de tour au plus. Après chaque dilatation il faut bloquer la vis d'expansion au

---

(1) Il est recommandé de supprimer toute partie de vulcanite débordant sur la face triturante des dents afin de ne pas empêcher l'extrusion normale des dents, extrusion d'autant plus utile qu'elle permet le calage de l'articulation. Au début du traitement il y a souvent avantage à mettre des talons de caoutchouc pour réunir les faces triturantes des molaires qui sont séparées par la béance de l'articulation.

moyen d'un fil passé dans l'intérieur et noué sur la glissière en formant ou non un 8 de chiffre (fig. 97).

Le sujet sera revu environ deux fois par mois de façon à voir les progrès accomplis et à modifier si nécessaire l'appareil.

La durée du traitement est difficile à déterminer exactement, elle varie suivant le degré de la malformation et l'âge du sujet, aussi toute indication ne

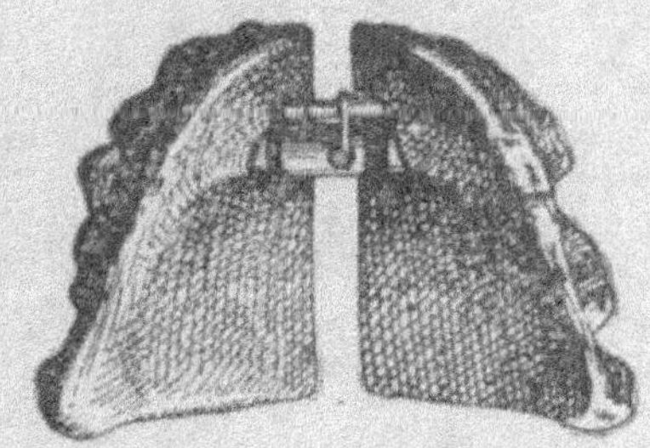

Fig. 97. — Monobloc terminé et dilaté
(avec son fil de sûreté en place).

sera-t-elle qu'approximative. Comme il s'agit d'un traitement dont la durée se chiffre par années il est préférable de répondre d'une façon évasive en spécifiant bien qu'il ne faut l'entreprendre qu'à la condition d'être décidé à le mener jusqu'au bout même pendant deux à trois ans. Lorsque les parents voient dans la suite les résultats obtenus ils acceptent facilement une prolongation qui ne gêne nullement les enfants accoutumés à l'appareil et qui ne nécessite que des examens très rares. D'après P. Robin voici quelques données sur la durée du traitement. Commencé à 3 ans le traitement actif est terminé vers 8 ans. De 8 à 12 ans il suffit de faire porter la nuit un Monobloc.

Commencé vers 6 ans le traitement actif est terminé vers 12 à 14 ans. Il faut ensuite surveiller le squelette et faire porter la nuit un Monobloc.

Il est certain qu'une semblable constance dans le port d'un appareil est difficile à obtenir, cependant il est du devoir du praticien d'insister pour que le traitement soit exécuté jusqu'à la fin (1).

(1) Une question posée souvent est la suivante : N'y a-t-il pas avantage à extraire une dent pour permettre la mise en place dans l'arcade ? Question résolue différemment par les auteurs. Voici la solution donnée par le Dr P. Robin. En cas de prognathisme très marqué (faciès nègre) du maxillaire supérieur ou inférieur il y a avantage à extraire les dents de six ans et à pratiquer l'expansion des maxillaires ensuite. Il est bon de signaler que ces cas sont peu fréquents et dans la très grande majorité des cas la dilatation seule est suffisante.

ADDENDUM

La prise d'articulé ou antagonisme

Lors de la description de la prise d'articulé de nombreuses difficultés ont été signalées et nous avons essayé de rendre aussi claires qu'il a été possible les manœuvres concernant cette prise d'articulé qui est un peu empirique et variant suivant l'habileté de l'opérateur. Une méthode toute physiologique vient d'être décrite par le Dr M. Darcissac lors du dernier Congrès de Stomatologie ; nous nous faisons un devoir d'en donner (d'après l'auteur) une description. Cette méthode n'est pas tout à fait au point mais elle donnera des résultats beaucoup plus exacts que tous ceux employés jusqu'à présent.

Méthode originale d'enregistrement intrabuccal et de reproduction des mouvements mandibulaires individuels par impression sur substance plastique

(Compte rendu du Dr Marcel Darcissac chef des travaux pratiques de Prothèse à l'École Française de Stomatologie).

Deux temps dans cette technique :

I. — *Temps d'enregistrement intrabuccal de l'articulé.*

II. — *Temps de reproduction de l'articulé enregistré en bouche sur un appareil dit « articulateur-enregistreur ».*

Disons tout de suite que cette technique est applicable aussi bien dans les cas de bouches complètement dentées (appareils de redressement), partiellement édentées (application à toutes les prothèses fixes ou mobiles), totalement édentées (dentiers complets). On voit, dès lors, tout l'intérêt qu'elle présente et les conséquences pratiques considérables qui vont résulter de son introduction en prothèse.

I. — *Temps d'enregistrement intrabuccal de l'articulé.*

Cet enregistrement s'obtient par impression sur une substance plastique. Des cônes métalliques formant trépied, montés sur une base rigide, inscrivent leurs déplacements dans une petite masse de substance plastique ramollie et appliquée dans des cuvettes correspondantes placées sur l'autre base. La préparation des bases est simple et varie selon les cas. Ces bases doivent répondre à trois conditions :

1º Elles ne doivent pas gêner les mouvements d'occlusion, de diduction et de propulsion ;

2º Elles doivent être indéformables (emploi de bases en substance extra dure) ;

3º Elles doivent être très stables.

A ce dernier point de vue deux cas sont à envisager ;

a) Cas de pièces partielles ;

b) Cas de dentiers complets.

a) *Pièces partielles.* — Ici la stabilité de la base est facile à obtenir ; quelques crochets en fil demi-jonc (Victoria ou autre métal) appliqués sur les dents restantes assureront l'immobilisation de la base.

b) *Dentiers complets.* — Là le problème était complexe. Il a été résolu par l'emploi d'un dispositif omnibus dit « stabilisateur-enregistreur » qui assure la stabilisation absolue des deux bases, à l'aide d'anses élastiques appliquées sur 4 tiges extrabuccales solidaires des bases d'articulé. Signalons simplement que l'on commence par monter les 6 dents antérieures du haut et du bas d'après les rapports d'occlusion et les repères esthétiques classiques, puis, ces dents étant solidement fixées aux bases on enregistre ensuite l'articulé suivant le même principe que précédemment, ce qui permet de monter les molaires rationnellement et non plus empiriquement.

II. — *Temps de reproduction sur l'articulateur-enregistreur » de l'articulé enregistré » en bouche.*

L'appareil imaginé permet de copier en quelque sorte, par transposition sur substance plastique, les oscillations mandibulaires enregistrées sur le sujet. Dans le corps de l'appareil qui peut fonctionner tour à tour comme occluseur simple et comme articulateur physiologique, sont placées deux cuvettes amovibles dans lesquelles on introduit une substance plastique. Par refroidissement cette substance devient extrêmement dure et sur elle les saillies coniques d'une plaque, dentée sur ses deux faces, viennent inscrire leurs déplacements. Cette plaque est solidaire de la branche inférieure de l'articulateur et, par un jeu de verrou, peut être rendue totalement indépendante des deux cuvettes remplies de substance plastique, solidaires elles de la branche supérieure. On comprend dès lors, facilement que si les modèles en plâtre munis de leurs bases d'articulé et fixés sur les branches de l'articulateur sont déplacés l'un par rapport à l'autre suivant les mouvements de propulsion et de diduction enregistrés en bouche, leurs oscillations vont se transmettre à la plaque dentée et seront inscrites dans les deux plateaux dont la substance plastique aura été complètement ramollie auparavant. Une fois la substance refroidie les mouvements se reproduisent avec la plus grande précision (1).

(1) Cette méthode paraît de prime abord un peu complexe! d'autant plus qu'il manque la technique de la préparation des bases ainsi que les figures explicatives. En réalité il n'en est rien et le fait d'obtenir un enregistrement articulaire physiologique, donc exact, donnera la raison de cet exposé même incomplet momentanément. — Nous adressons nos remerciements au D' Darcissac qui a bien voulu nous envoyer ce compte rendu.

INDEX ALPHABÉTIQUE

A

B

C

D

E

TABLE DES MATIÈRES

PARTIE TECHNIQUE